Befreite Atmung

CHRISTIAN DITTRICH-OPITZ

# *Befreite Atmung*

Lebensenergie und Wohlbefinden fördern
mit entspanntem natürlichem Atem

© Hans-Nietsch-Verlag 2012
Alle Rechte vorbehalten.
Nachdruck, auch auszugsweise, nur mit ausdrucklicher
Genehmigung des Verlages gestattet.

3. Auflage, November 2018

Lektorat: Ulrike Schöber
Korrektorat: Ute Orth
Innenlayout und Satz: Nicolai Dehnhard
Covergestaltung: Kurt Liebig
Druck: Dimograf Sp. z o.o., Bielsko-Biała/Polen

Hans-Nietsch-Verlag
Industriestraße 20
64380 Roßdorf

www.nietsch.de
info@nietsch.de

ISBN 978-3-86264-200-7

# Inhalt

# 1

# Was Atmung mit Freiheit zu tun hat

Bewusste Atmung ist ein uraltes Thema für Menschen, die nach körperlicher und spiritueller Entfaltung streben. Von den ältesten bekannten Überlieferungen der Taoisten über die indischen Yoga-Lehren, die Mysterienschulen des antiken Griechenlands und die schamanischen Traditionen weltweit bis hin zu modernen Erkenntnissen der körperorientierten Psychotherapie – Atmung ist ein Dauerbrenner. Von Buddha soll die Aussage stammen, dass die bewusste Atmung stets unterschätzt wird, aber niemals überschätzt werden kann.

Es ist offensichtlich, dass Atmung noch unmittelbarer unser Leben erhält als Nahrungs- und Flüssigkeitszufuhr. Schließlich kann jeder Mensch problemlos eine Zeit lang ohne Nahrung leben. Fasten oder kurze Hungerzyklen können sogar sehr belebend und gesund für den Körper sein. Auf die Atmung trifft das nicht zu: Ohne besonderes Training ist Atemlosigkeit schon nach Sekunden unangenehm und nach Minuten tödlich.

Eine weitere Besonderheit macht die Atmung zu einem so wichtigen Schlüssel für unseren körperlichen und inneren Zustand: Sie ist die einzige Körperfunktion, die normalerweise unbewusst abläuft, aber auch jederzeit bewusst gesteuert werden kann. Andere eigenständige Körperfunktionen wie Herzschlag, Verdauung oder Drüsentätigkeit laufen immer autonom ab und wir können sie ohne besondere Übung nur minimal oder gar nicht willentlich steuern. Doch jeder Mensch kann gezielt die eigene Atmung verändern, obwohl sie meistens völlig autonom abläuft. Von alters her wurde Atmung deshalb als eine Brücke zwischen unserer bewussten Wahrnehmung und dem Unbewussten angesehen.

# Was mit unserer Atmung alles schief gehen kann

Atmung hat also diese Brückenfunktion zwischen Bewusstsein und Unbewusstem. Lebenswichtig ist sie obendrein. Na und? Wir können doch alle atmen, sonst hätte ich nicht diese Worte in den Computer eingetippt, und Sie würden sie nicht lesen … also, was soll der ganze Wirbel?

Wie so viele andere Funktionen des menschlichen Lebens ist die Atmung fast aller Menschen in einem gewissen Ausmaß durch sehr frühe traumatische Erfahrungen im Leben geprägt. Leben ist widerstandsfähig und voller Ressourcen, die es uns ermöglichen, trotz aller möglichen Traumata zu leben, doch unser volles Potenzial an Wohlbefinden zu erfahren ist eine andere Sache. Der erste Atemzug ist für viele Menschen ein prägendes Erlebnis, das sich oft nicht gerade günstig auf Gesundheit, Emotionen und Lebensenergie im späteren Leben auswirkt. Wenn Sie wie ich in einem Krankenhaus geboren wurden, mit den üblichen medizinischen Interventionen, war Ihr erster Atemzug wahrscheinlich schmerzhaft und schockierend. In den neun Monaten im Mutterleib leben wir in einem schwerelosen Zustand, versorgt durch die Nabelschnur. Direkt nach der Geburt sind wir mit einer immensen Fülle an neuen Sinnesreizen und dem Erleben der Schwerkraft konfrontiert. In dieser äußerst sensiblen Phase einer gewaltigen Umstellung wird dann auch noch die Nabelschnur abrupt durchtrennt und der Körper muss sofort auf eigene Atmung umschalten. Der Schrei beim ersten Atemzug ist ein Ausdruck von Schmerz und Schock, sofern die Nabelschnur zu früh durchtrennt wird.

Es gibt keinen einzigen triftigen Grund für dieses frühe, abrupte Durchschneiden der Nabelschnur. Eine pulsierende Nabelschnur versorgt das Baby auch nach der Geburt noch mit etwas Sauerstoff, was einen sanften Übergang zur eigenständigen Atmung über die eigenen Lungen ermöglichen würde. Ein wesentlicher Aspekt einer natürlichen Geburt besteht darin, das Kind erst abzunabeln, wenn die Nabelschnur aufgehört hat zu pulsieren. So hat das Baby Zeit, sich im Körperkontakt mit der Mutter auf die eigene Atmung umzustellen, und Schmerzensschreie sind dann nicht notwendig.

Der erste Atemzug nach einem verfrühten Durchtrennen der Nabelschnur trägt ein Paradox in sich, dessen Bedeutung im Verlauf dieses Buches immer klarer werden wird: Auf die unnatürlich frühe Abtrennung der einzigen Quelle für Sauerstoff und Nahrung, die das Baby bislang hatte, reagiert es mit einem übermäßigen Atemzug, der sich dann in dem Schrei entlädt. Dieses übermäßige, von Schmerz, Angst und Verwirrung geprägte Atmen führt aber nicht zu einer wirklich guten Versorgung mit Sauerstoff.

Besteht erst einmal eine solche grundlegende Verknüpfung eines überwältigenden und schmerzhaften Erlebnisses mit der Atmung, ist es sehr wahrscheinlich, dass die unbewusste Atmung traumatische Züge in sich trägt. Später im Leben kommen natürlich viele weitere Situationen dazu, in denen man vor Schreck die Luft anhält. Oder es stockt uns immer wieder der Atem, wenn wir von der Intensität eines Erlebnisses überwältigt sind.

Außerdem gibt es eine Vielzahl körperlicher Gründe für eine Atmung, die nicht optimal ist. So wird in der Traditionellen Chinesischen Medizin der Dickdarm als ein eng mit der Lungenfunktion verknüpftes Organ betrachtet. Tatsächlich habe ich in der Praxis immer wieder beobachten können, wie Darmsanierungen die Atmung flüssiger und geschmeidiger machen. Bei akuten Lungenentzündungen kann manchmal ein Kaffee-Einlauf unmittelbar erleichternd wirken. Die große Verbreitung von Fäulnis- und Entzündungsherden im Darm zivilisierter Menschen stellt einen wesentlichen Grund für Atemprobleme dar. Luftverschmutzung und pulsierende elektromagnetische Felder, die sich ungünstig auf die autonom gesteuerten Körperfunktionen auswirken können, kommen noch dazu.

Typische Atemblockaden, deren Existenz weithin anerkannt ist, sind zum Beispiel:

- ein unterbrochener Atemfluss, der sich wie eine Art Stottern in der Atembewegung äußert;
- eine Atmung, die eher in den Brustkorb statt in den Bauch geht;
- eine gepresste Atmung, die als schnaufen oder pfeifen hörbar ist;
- eine hektische, schnelle und gleichzeitig flache Atmung;
- das Gefühl, keine Luft zu bekommen;
- ein Reizhusten ohne physiologische Ursache.

Eine Vielzahl von Methoden der Atem- und Körpertherapie sowie meditativer Atemtechniken geht diese und andere Atemblockaden effektiv an.

In diesem Buch möchte ich die These vorstellen, dass es eine weitere Art der Atemblockade gibt – die Hyperventilation –, die selten erkannt und beschrieben wird. Diese These steht in ihrer Konsequenz auch im Widerspruch zu einigen etablierten Ideen über gesundes Atmen. Sie ist in den fast vergessenen alten Lehren des *Yoga* und des *Qigong* zu finden, Teilaspekte davon wurden in den vergangenen Jahrzehnten von Pionieren einer neuen Atemforschung in Russland entdeckt. Die Auflösung dieser speziellen Atemblockade führt zu einer sanften Befreiung von Lebensenergie, die zuvor im Prozess der Atemstimulation verschwendet wurde. Die befreite Lebensenergie steht uns dann für die Regeneration und Vitalisierung all der Lebensbereiche zur Verfügung, in die wir sie fließen lassen. Daher nenne ich die Atemmethode, die aus meiner Sicht diese Veränderung am wirksamsten herbeiführt: »Befreite Atmung«.

## Atmung, Körpergefühl und Meditation

Die Atmung ist die einzige Körperfunktion, die jeder Mensch bewusst steuern kann, die aber auch gleichzeitig zum großen Teil unbewusst abläuft. Aufgrund dieser Sonderstellung galt die Atmung schon immer als wichtige Brücke zwischen dem Alltagsbewusstsein des Menschen und anderen Wahrnehmungsebenen und spielt traditionell eine wichtige Rolle in der Meditation.

Die Befreite Atmung kann eine wesentliche Bereicherung für die Meditation sein. Zum einen hat sie direkte beruhigende Effekte auf den Geist, zum anderen bringt sie Bewusstheit in eine Körperfunktion, die normalerweise reflexiv abläuft. Dadurch wird die Wahrnehmung klarer und offener. Auf dieser Grundlage können auch andere Elemente der Meditation mit mehr Leben erfüllt werden. So haben mir beispielsweise viele Menschen berichtet, dass nach ein paar Minuten Befreiter Atmung in Stille ein Gebet ganz andere Tiefen in ihnen berührte, sich viel authentischer anfühlte und die gedanklichen Aspekte mehr in den Hintergrund traten. Generell bewirkt die Befreite Atmung bei vielen Menschen, dass ihr Körpergefühl zur Basis von Meditation, Gebet, Innenschau wird.

Oft richtet sich der Fokus auf gedankliche Prozesse, wenn es um innere Transformation und entsprechende Praktiken geht. Natürlich sind unsere Gedanken wichtig, aber wir alle gehen durch eine Entwicklungsphase vom Mutterleib bis hin zum Kleinkindalter, in der unser Körpergefühl, diese Synergie aus sinnlichem Wahrnehmen und Fühlen, unseren Kontakt zum Leben darstellt. Erst nach einiger Zeit entwickelt sich das Denken, wie wir es als Erwachsene kennen. Wenn wir Prozesse innerer Transformation überwiegend auf der Ebene des Denkens ansiedeln, übergehen wir möglicherweise das Fundament unseres Lebens. Erfahren wir hingegen die Verbindung von Bewusstsein und Körperwahrnehmung als unsere solide Basis, können wir die wesentlich flüchtigeren Sphären der Gedanken, der Intuition und anderer Aspekte des Geistes besser mit Bewusstheit durchdringen. Nicht umsonst beinhalten viele traditionelle Systeme der Meditation gründliche Schulungen der Wahrnehmung von Körpergefühl und Atmung. Vipassana, taoistische Steh-Meditationen, Soto-Zen und andere klassische Schulungswege setzen beim Körperbewusstsein als Grundlage der Meditation an. Natürlich sind solche Schulungen langfristige Unterfangen – die heute so beliebten Instant-Ergebnisse werden in diesen Bereichen nicht versprochen. Ein Lehrer sagte einmal: »Die spirituellen Sucher des Westens kennen alles und meistern nichts.« Während die moderne Vernetzung von Information auch für spirituelle Themen sicher Vorteile hat, neigen doch viele Menschen in der westlichen Welt dazu, sehr viel hin und her zu springen, anstatt einen Ansatz spiritueller Transformation bis in alle Tiefen zu verfolgen.

Befreite Atmung ist kein in sich geschlossenes System innerer Entwicklung und sicher erzielt man dadurch keine Heilungen oder Wunder über Nacht, aber sie kann bei kontinuierlicher Übung ein sehr wertvoller Träger für ein reichhaltiges Leben inneren Erwachens werden.

# 2

# Atemtechniken in aller Munde: warum noch eine Atemtechnik?

Angesichts der Fülle von Atemtechniken, die heutzutage angeboten werden (ich gehe auf einige ab Seite 103 näher ein), erscheint die Frage berechtigt, warum es eine weitere Atemmethode geben muss. Die These, die der Befreiten Atmung zugrunde liegt, besagt, dass es neben den vielen bekannten Formen bewusster Atmung eine fundamentale Atemthematik gibt, deren Kenntnis im Laufe der Zeit weitgehend verloren ging. Die klassische medizinische Betrachtungsweise geht davon aus, dass die Atmung durch den Partialdruck in den Lungen, also durch das Druckgefälle zwischen Sauerstoff und Kohlendioxid stimuliert wird. Ganzheitliche Betrachtungsweisen, die feinstoffliche Lebensenergien berücksichtigen, fügen diesen physiologischen Fakten noch einen wichtigen

Punkt hinzu: Körperliche Vorgänge werden von einer übergeordneten Intelligenz koordiniert und animiert, zum Beispiel mithilfe von Biophotonen und anderen Formen elektromagnetischer Energie. Biophotonen sind ein wissenschaftlich greifbarer Teil der Lebensenergie, die in fernöstlichen Traditionen als *Qi* oder *Prana* bezeichnet wird.

Die Befreite Atmung beruht auf der Erkenntnis einer speziellen Atemproblematik – oder eines ungenutzten Potenzials, um es positiv auszudrücken. Bei der Stimulierung der Atmung kommen feinstoffliche und neurologische Impulse zusammen. Dabei ergibt sich für die überwiegende Mehrheit der Menschen folgende Situation:

1. Die Energie, die sowohl feinstofflich wie auch neurologisch für die Atmung aufgewendet wird, übersteigt das für eine gesunde Atmung notwendige Ausmaß und somit wird permanent Lebensenergie verschwendet.

2. Als Folge davon **atmen die meisten Menschen zu viel Luft ein (Hyperventilation).**

Wer nun meint, ich hätte mich bei diesem zweiten Punkt verschrieben, der soll bitte dranbleiben, es wird sich alles aufklären. Bislang herrscht fast überall, wo es um Atmung und Körperbewusstsein geht, die Meinung vor, dass Menschen nicht tief genug und eher zu wenig atmen. Tiefes Atmen, die Lungen kräftig zu füllen, mehr Sauerstoff ins System zu bekommen, diese Ideen werden fast immer unwidersprochen als sinnvoll angesehen.

Ich stimme zu, dass es eine Art der flachen Brustkorbatmung gibt, die emotionale und energetische Blockaden im Menschen anzeigt. Auch stimme ich damit überein, dass in diesem Fall eine gezielte Tiefatmung und nach individueller Maßgabe sowie mit kompetenter Anleitung auch eine schnelle Atemfrequenz manchmal heilsame Prozesse auslösen kann. Auch in anderen Situationen kann Tiefatmung zuweilen sinnvoll sein, und tief Luft zu holen kann ein spontanes Körperbedürfnis sein, dem man dann auch nachgeben sollte. Aber ich vertrete – mit Respekt für alle anderslautenden Ansichten – ganz klar den Standpunkt, dass die unbewusst gesteuerte Atmung bei fast allen Menschen zu einem zu großen Gesamtvolumen eingeatmeter Luft führt und dadurch der Gesundheit und der inneren Ausgeglichenheit abträglich ist.

Diese Idee ist nicht neu. Die Taoisten empfehlen eine Atmung, die so sanft ist, dass man kaum noch merkt, dass man atmet. Yogalehren enthalten eine Vielzahl von Ansichten über Atmung, die teilweise erhebliche Widersprüche aufweisen, aber man findet definitiv auch dort Hinweise auf die Vorteile einer langsamen Atmung mit geringem Volumen. Die Langlebigkeit langsam atmender Tiere wie Schildkröten, die nur viermal pro Minute atmen, wird auch in taoistischen und yogischen Lehren angeführt. Unter den modernen Atemforschern ist vor allem Konstantin Bouteyko als Pionier einer völlig neuen Atemlehre erwähnenswert.

# Konstantin Bouteyko – Pionier einer neuen Atemforschung

Konstantin Pawlowitsch Bouteyko (1923–2003) studierte in Moskau Medizin und verbrachte ab 1949 viel Zeit in den Krankenzimmern von Patienten, die nur noch wenig Zeit zu leben hatten. Er konnte erkennen, dass die Atmung dieser Menschen sowohl chaotischer als auch tiefer wurde, je näher sie dem Tod kamen. Bouteyko selbst erkrankte kurze Zeit später an bösartiger Hypertonie, einer seltenen und tödlichen Krankheit, bei der es immer wieder zu einem rapiden Anstieg des Blutdrucks kommt. Um 1950 herum betrug die Lebenserwartung eines Menschen mit dieser Diagnose nur ein Jahr. Aufgrund seiner Beobachtung mit sterbenden Patienten führte Bouteyko einen Selbstversuch durch, der zu einem Durchbruch für seine persönliche Gesundheit und für die Atemforschung insgesamt führte. Er fand heraus, dass er mit nur fünfminütiger Tiefatmung einen Anfall hervorrufen konnte. Atmete er dagegen fünf Minuten langsam mit bewusst verringerter Atemtiefe in den Bauch, beruhigte sich sein Blutdruck sofort.

Bouteyko wurde 80 Jahre alt, obwohl er als 29-Jähriger an einer Krankheit litt, welche die Schulmedizin erst viele Jahre später durch Früherkennung und bessere Medikamente effektiv behandeln konnte.

### BEGRIFFE, DIE HIER VON BEDEUTUNG SIND:

Kohlendioxid – CO2 – ist ein natürliches Stoffwechselprodukt der Atmungskette des Menschen. Ohne CO2 im Blut bleibt der Sauerstoff an roten Blutkörperchen kleben und kann nicht genutzt werden kann.

Hyperkapnie ist die Erhöhung des CO2-Gehalts in der Lunge und im Blut.

Hypokapnie ist ein Mangel an CO2 in der Lunge und im Blut.

Hypoxie ist die Reduktion des Sauerstoffgehalts in der Lunge.

Hyperkapnie und Hypoxie, wenn korrekt herbeigeführt, erhöhen die Sauerstoffzufuhr aus dem Blut in die Körperzellen. ∎

Als gewissenhafter Mediziner begann Bouteyko, mit einer neuen Form der Atemschulung zu arbeiten. Mit der Bouteyko-Methode lernt man, die Atemfrequenz auf sechs nicht zu tiefe Atemzüge in den Bauch zu verringern. Im Laufe seiner Forschungstätigkeit konnte Bouteyko dokumentieren, dass bei 117 verschiedenen Krankheitsbildern durch die konsequente Anwendung seiner Methode eine Heilung oder Besserung eintrat. Die Bouteyko-Methode hat sich besonders bei der Behandlung von Asthma hervorgetan. Asthma betrachtete Bouteyko als einen Versuch des Körpers, der übermäßigen Atmung entgegenzuwirken. Die Erfolge in der Praxis bestätigen ihn: Durch ein Erlernen und konsequentes Praktizieren der Bouteyko-Methode ist es vielen Asthmatikern möglich, dauerhaft ohne Kortisonspray auszukommen, da Anfälle ausbleiben. Die Methode wirkt nicht bei allen Asthmatikern, weil ihre Atemmuster unterschiedlich ausfallen, aber Bouteykos Ansatz ist definitiv ein wertvoller Beitrag zur Behandlung von Asthma und anderen Atemproblemen.

## Normale Atmung ist Hyperventilation

Nicht gern gehört, aber durchaus gängig ist inzwischen der Begriff der »Pathologie der Normalität«. Er drückt aus, dass in fast allen Lebensbereichen die Norm der modernen Gesellschaft alles andere als einen gesunden, natürlichen Zustand darstellt. Sich »normal« zu ernähren bedeutet heutzutage, extrem denaturierte Nahrung zu sich zu nehmen, oftmals zu vorgegebenen Zeiten ohne echtes Hungergefühl. Normale Freizeitgestaltung ist zumeist der Konsum von Unmengen unterschiedlichster Formen der Unterhaltung, deren schädliche Auswirkung auf Gehirn und Emotionen des Menschen inzwischen unbestritten ist. Die normale Atmung des modernen Menschen ist eine Hyperventilation, ein übermäßiges Atmen mit zu hoher Frequenz und zu großem Gesamtvolumen an Luft.

*Diese Form der alltäglichen Hyperventilation führt zu zellulärem Sauerstoffmangel.* Viel Luft zu atmen, bedeutet eben nicht, viel Sauerstoff in die Körperzellen zu bekommen. Die Sauerstoffsättigung des Bluts ist eine wichtige Größe, wird jedoch meist einseitig als Indikator für gute Sauerstoffversorgung betrachtet. Aber im Blut benötigen wir den Sauerstoff nicht, sondern in den Mitochondrien unserer Zellen. Der Transfer des Sauerstoffs vom Blut in die Zellen ist ein komplexer Prozess, der Kohlendioxid erfordert. Im herkömmlichen Denken oft zum reinen physiologischen Abfallprodukt degradiert, ist Kohlendioxid in Wirklichkeit von großer Bedeutung für eine gute Sauerstoffnutzung.

Durch chronische Hyperventilation verringert sich der Kohlendioxid-Gehalt des Bluts, sodass Sauerstoff nicht effektiv in die Zellen transportiert werden kann. Ein Anstieg des Kohlendioxid-Spiegels in der Lunge, die sogenannte »Hyperkapnie«, ist aus gesundheitlicher Sicht sehr erstrebenswert. Hyperkapnie ist ein natürlicher Zustand für Menschen, die im Hochgebirge leben. Leben in Höhenlagen und Langlebigkeit sind miteinander verknüpft. Wenn die Idee »Viel Sauerstoff zu atmen ist gut« zutreffen würde, müssten Menschen in Höhenlagen Symptome des Sauerstoffmangels aufweisen, doch das Gegenteil ist der Fall. Die Fähigkeit des Körpers, Sauerstoff zu nutzen, erhöht sich in der Hyperkapnie, weshalb ja auch viele Ausdauersportler gern in der Höhe trainieren.

## DAS GEHEIMNIS DER HÖHENLUFT

Benjamin Honigman vom Altitude Research Center in Denver untersuchte über viele Jahre die Gesundheit und Sterblichkeitsrate von Menschen in Hinblick auf die Höhe, in der sie lebten. Seinen Auswertungen zufolge leben Männer in Höhen über 1500 Meter 1,2 bis 3,6 Jahre länger, Frauen 0,5 bis 2,5 Jahre. Die Todesfälle durch Herzerkrankungen sind in der Höhe deutlich reduziert.

In Aserbaidschan und Bulgarien finden sich unter den Bergbewohnern die langlebigsten Menschen Europas und Vorderasiens. Generell fallen Hochgebirgsvölker nicht nur durch Langlebigkeit, sondern auch durch eine besondere körperliche Leistungsfähigkeit und Robustheit auf. ■

Um aus dem ungesunden Muster der Hyperventilation herauszuwachsen, sind einige Veränderungen im Atemverhalten notwendig. Dazu gehört oft auch eine innere Auseinandersetzung mit dem Thema Atmen. Dabei zeigt sich eine interessante Parallele zu einem anderen Lebensbereich, der Ernährung. Ich rege seit vielen Jahren Menschen dazu an, Hunger als ein gesundes Körpergefühl zu genießen. Moderne Forschung zeigt auf, dass wichtige Hormonzyklen im Körper davon abhängen, dass wir Hungerphasen und Sättigung zyklisch erleben und dass die viel zitierten fünf kleinen Mahlzeiten am Tag der Gesundheit abträglich sind. Wir verdauen eben nicht mehr Nahrung, wenn wir mehr essen. So verhält es sich auch mit Sauerstoff und der Atmung.

# Sauerstoffmythen

Nun gibt es ohne Zweifel Zusammenhänge zwischen sauerstoffarmer Luft und schlechter Gesundheit sowie eingeschränktem Wohlbefinden. Doch dies bezieht sich ausschließlich auf die durch Luftverschmutzung verursachte Sauerstoffarmut, etwa in großen Städten. Wenn Feinstaub, Kohlenmonoxid, Ozon sowie ein Übergewicht von Beton und Autos gegenüber Bäumen und Natur unsere Umgebung prägen, tut uns das sicher nicht gut. Wenn dann auch noch die Stadtluft sauerstoffärmer ist, so ist das eher eine zufällige Wechselbeziehung mit den anderen Faktoren. Niemand würde erwarten, dass er in sauerstoffarmer Bergluft die unangenehmen Wirkungen der Großstadtluft erfährt. Sanatorien für Patienten mit Lungenkrankheiten befinden sich traditionell in sauerstoffarmer Höhenluft. Der Begriff des Luftkurorts geht auf die Beobachtung zurück, dass sich das Befinden von Tuberkulose-Patienten in Höhenluft verbessert. Selbst bei der noch immer als unheilbar eingestuften Mukoviszidose ist Höhenluft wohltuend.

Eine sauerstoffreduzierte Atemluft, die ansonsten sauber ist und frei von der Verschmutzung, die wir in der sauerstoffarmen Großstadtluft finden, ist heilsam für den Körper. Nach Bouteykos wegweisenden Erkenntnissen über die Bedeutung der Hyperkapnie entdeckte Professor Rostislav Strelkov die gleichen positiven Wirkungen durch Hypoxie, einer bewusst herbeigeführten Reduktion des Sauerstoffgehalts der eingeatmeten Luft. Die so erzielte Hypoxie (verringerte Sauerstoffkonzentration in der Lunge) führt ebenso wie die korrekt herbeigeführte Hyperkapnie zu einer verbesserten Nutzung des Sauerstoffs im Blut.

Natürlich existieren pathologische Formen der Hyperkapnie und Hypoxie, wie sie beim Tauchen und beim Bergsteigen in extremen Höhenlagen auftreten können. Diese Extremsituationen

Das Vorhandensein von Sauerstoff wurde in der zweiten Hälfte des 17. Jahrhunderts zunächst postuliert, als John Mayow (1640[?]–1679) entdeckte, dass eine Katze und eine brennende Kerze den gleichen Bestandteil der Luft verbrauchen. Antoine Lavoisier (1743–1794), der als Begründer der modernen Chemie angesehen wird, benannte dann 1777 den Sauerstoff mit seinem bis heute gültigen Namen.

Über 100 Jahre lang wurde nur der Sauerstoff in seiner Bedeutung für die Gesundheit erforscht. So festigte sich im 19. Jahrhundert in Ärztekreisen der Glaube, dass Tiefatmung unter allen Umständen gesund und die vermehrte Ausscheidung des als schädlich betrachteten Kohlendioxids durch Tiefatmung wünschenswert sei. ■

sind nicht zu verwechseln mit einer physiologisch sinnvollen Atemschulung, die Kohlendioxid in der Lunge erhöht und Sauerstoff verringert.

# Der Mythos der Tiefatmung

Unter bestimmten Umständen ist tiefes Atmen sinnvoll. Spontane Tiefatmung kann einem ganz natürlichen Bedürfnis entspringen, wenn man besonders gute, energiereiche Luft »riecht«, wenn sich ein Bereich des Körpers muskulär oder energetisch entspannt oder öffnet. Spontane Tiefatemimpulse sind normalerweise nach einem oder wenigen Atemzügen vorbei und oft schließt sich danach eine sehr sanfte Atmung an. Gezielte Tiefatemübungen können effektiv sein, um Energie aufzubauen. Doch bei bestehenden Mustern der Hyperventilation ist gezielte Tiefatmung auch problematisch. Wenn allerdings zunächst die Atmung von Hyperventilation befreit wird, können Methoden der Tiefatmung ohne nachteilige Nebenwirkungen genutzt werden.

Ein hartnäckiger, aber unsinniger Mythos besteht in der Vorstellung, tiefer zu atmen, als es dem spontanen Atemreflex entspricht, würde dem Körper mehr Sauerstoff zuführen. Es ist eine anerkannte Tatsache, dass die Sauerstoffsättigung des Bluts bei normaler Atmung 96–98 Prozent beträgt. Hier besteht also nur ein minimaler Spielraum nach oben. Der Verlust an Kohlendioxid dagegen ist erheblich, wenn mehr als zwei bis drei Minuten lang mehr Volumen geatmet wird, als es für die Sauerstoffsättigung des Bluts nötig ist. Eine Hyperventilation durch sehr schnelles, chaotisches Atmen führt sehr schnell in den Zustand der Hypokapnie, des Mangels an Kohlendioxid. Aber auch eine langsame Tiefatmung, die den natürlichen Atemreflex übergeht, erzwingt eine übermäßige Ausscheidung von Kohlendioxid, *wenn nicht vorher eine fundamentale Befreiung der Atmung vom Muster der Hyperventilation stattgefunden hat.* Das Resultat ist eine schlechtere Versorgung der Zellen mit Sauerstoff, selbst wenn das Blut vielleicht etwa ein Prozent mehr Sauerstoff bekommt. Es ist möglich, auch bei Tiefatmung einen gesunden Atemstoffwechsel ohne Verlust an Kohlendioxid zu erhalten, aber dies erfordert ein bestimmtes Training. Im Verlauf der nächsten Kapitel wird dies ausführlich erläutert.

## SAUERSTOFFGERÄTE UND IHR NUTZEN

Bei der dargelegten Kritik an einer Denkweise, die viel Sauerstoff an sich für sinnvoll erachtet, stellt sich natürlich die Frage nach dem Sinn von Sauerstoffgeräten, die für Wellness und Gesundheit angeboten werden. In der OXICUR nach Professor Manfred von Ardenne und weiteren Varianten der Therapie wird ein Sauerstoffkonzentrat bei körperlicher Bewegung eingeatmet. Obwohl manche positive Effekte wie eine bessere Mikrozirkulation des Bluts durch diese Anwendungen nachgewiesen werden können, sind sie doch umstritten. Konzentrierten Sauerstoff zu atmen kann auch das Auftreten freier Radikale im Körper erhöhen.

Eine interessante Alternative zu dem »Viel hilft viel«-Denken herkömmlicher Sauerstofftherapien bietet die Airnergy-Spirovital-Therapie. Bei dieser Technologie wird die Atemluft durch einen Prozess energetisiert, der einem Teilabschnitt der Fotosynthese entspricht. Dadurch wird eine bessere Nutzung des eingeatmeten Sauerstoffs möglich, ohne dessen Konzentration zu erhöhen. Die Airnergy-Spirovital-Technologie ist mit dem Ansatz der Befreiten Atmung sehr gut in Einklang zu bringen. ∎

# Bluthochdruck und Atmung

Herz-Kreislauf-Erkrankungen sind nach wie vor die häufigste Todesursache in westlichen Ländern. Bluthochdruck wird als ein wesentlicher Risikofaktor für diese Erkrankungen benannt und hat davon abgesehen direkte unangenehme Auswirkungen auf das allgemeine Wohlbefinden des Menschen. Wirksame Entspannungsverfahren wie autogenes Training, manche Formen von Meditation und eine Ernährung, die den Körper von unnötigen Belastungen befreit, können helfen, einen erhöhten Blutdruck auf ein gesundes Niveau zu bringen. Doch solche Maßnahmen werden vielleicht nicht immer zur vollen Wirksamkeit kommen, wenn praktisch jeder Atemzug des Betroffenen Hyperventilation bedeutet. In den Arteriolen, einer Art von Blutgefäßen zwischen den Arterien und den Kapillaren, gibt es eine empfindliche Reaktion auf einen Mangel an Kohlendioxid. Entsteht ein solcher Mangel durch Hyperventilation, verengt sich das Lumen (der innere Durchmesser) der Arteriolen. Eine Atmung, die Hyperkapnie und Hypoxie im gesunden Maß erzeugt, führt zu einer natürlichen Erweiterung der Arteriolen. Außerdem bewirkt eine Anreicherung des Bluts mit Kohlendioxid eine Vermehrung der Kapillaren, was generell eine bessere Durchblutung von Gewebe mit sich bringt. Die Effekte der Atmung auf Arteriolen und Kapillaren sind ein deutlicher Hinweis auf den Zusammenhang zwischen Hyperventilation und Bluthochdruck.

## ATMUNG UND SÄURE-BASEN-HAUSHALT

Zum Thema Säure-Basen-Haushalt werden zumeist extrem verein-
fachte Darstellungen angeboten, die besagen: »Der Mensch leidet
fast immer an Übersäuerung. Säure ist schlecht, Basen sind gut.«
Der Mineralstoffhaushalt eines lebendigen Organismus ist jedoch ein sehr komplexes Geschehen. Atmung spielt dabei eine
wichtige und völlig unterschätzte Rolle. Wird durch die chronische
Hyperventilation zu viel Kohlendioxid ausgeschieden, so wird das
Blut zunächst übermäßig alkalisch. Da dies genauso schädlich
ist wie Übersäuerung, scheidet der Körper als Gegenregulation
vermehrt basische Mineralstoffe wie Kalzium, Magnesium und
Kalium aus. Diese Mineralstoffausscheidung führt dann zwar zu
einem ausgeglichenen pH-Wert im Blut, allerdings auf Kosten eines Mineralstoffverlusts, der dann wiederum zu einer Übersäuerung im zellulären Milieu führen kann. ■

# Die feinstoffliche Komponente der Atmung

In der Gestaltung der Befreiten Atmung habe ich die Erkenntnisse über chronische Hyperventilation von Bouteyko, Strelkov
und anderen Forschern aufgegriffen. Hyperkapnie und Hypoxie
gehören meiner Ansicht nach zu den fundamentalen Aspekten
einer Atemschulung, die Natürlichkeit in die Atmung zurück-
bringt. Doch Atmung ist nicht nur ein physiologisches Geschehen. Wie bei allen Körperfunktionen spielen bei der Atmung

feinstoffliche Energieimpulse eine wesentliche organisierende Rolle. Natürlich verlassen wir an dieser Stelle den Bereich der streng naturwissenschaftlichen Analyse und begeben uns in die Empirie, die Beobachtung am Leben ohne strikte Parameter der Beweisbarkeit und Widerlegbarkeit. Die wachsende Popularität feinstofflicher Betrachtungsweisen in der Heilkunde weist aber deutlich darauf hin, dass wir eine Ausgewogenheit zwischen rational-analytischem und empirischem Vorgehen brauchen, um dem Leben in all seinen Facetten gerecht zu werden.

In traditionellen Lehren über feinstoffliche Energien wird ein Lebensimpuls beschrieben, der die Atmung – ausgehend vom Stammhirn im hinteren Bereich des Kopfes – aktiviert. Nun gibt es analog zu der Erkenntnis, dass die Atmung der meisten Menschen eine chronische Hyperventilation darstellt, auch eine Beschreibung, dass der feinstoffliche Atemimpuls an sich fast immer unökonomisch verläuft. Es wird wesentlich mehr Energie investiert und verbraucht, als notwendig wäre, um die Atmung auf gesunde Weise zu stimulieren. Im Taoismus gibt es die Beschreibung der drei Juwelen, eine Einteilung der feinstofflichen Lebensenergie in drei Ebenen. *Jing*, *Qi* und *Shen* sind die dazugehörigen Begriffe und sie stehen für eine Abfolge von dichter (nahe an der Dichte von Materie) bis hin zu verfeinerter Energie. *Jing* ist eine Art Rohmasse von Lebensenergie, ein Reservoir an Kraft. Allgemein besteht in den taoistischen Lehren die Vorstellung, dass der Mensch mit einer bestimmten Menge an *Jing* geboren wird und dieses im Laufe des Lebens verbraucht. Im Gegensatz zu *Qi* soll es nach diesen Sichtweisen nicht möglich sein, *Jing* zu vermehren. Einige Schulen des Taoismus behaupten allerdings, dass man *Jing* auch gezielt kultivieren und vermehren kann. Ich stimme aus meiner Erfahrung eher diesen Ansichten zu.

Durch die Stimulation von autonomen Lebensprozessen wird *Jing* nun in *Qi* umgewandelt. Der Begriff *Qi* steht für die organisch aktive Lebensenergie, die in Organen, Meridianen, Blut und Lymphe spezifische Funktionen ausübt und durch verschiedene Wandlungsphasen geht, die als »die fünf Elemente« benannt werden. Diese Umwandlung von *Jing* zu *Qi* wird bei der Stimulation von Atmung und Herzschlag so beschrieben, dass sie bei den meisten Menschen unökonomisch verläuft. Auf die physiologische Betrachtungsweise der Atmung übertragen entspricht dies zum Teil der Erkenntnis der chronischen Hyperventilation nach Bouteyko, aber es gibt eben noch andere Komponenten, die nicht nur physiologischer Natur sind.

In der Befreiten Atmung wird sowohl den körperlichen wie auch den energetischen Aspekten der Atmung Rechnung getragen. Die Befreite Atmung ermöglicht es uns, nach und nach aus Mustern der Hyperventilation herauszuwachsen. Gleichzeitig verändern wir aktiv die Umwandlung von *Jing* zu *Qi*, die dadurch ökonomischer wird. Das Ergebnis ist eine Befreiung von Lebensenergie und physiologischem Potenzial für Regenerationsprozesse. Wir nutzen unsere körperlichen und energetischen Ressourcen einfach viel ökonomischer. Die so frei werdende Energie steht uns für körperliche Gesundheit und inneres Wohlbefinden, mentale Ruhe und Klarheit zur Verfügung. Außerdem hat die Befreite Atmung eine weitere, sehr wertvolle Wirkung: Sie macht uns allgemein sensibler dafür, wo wir Lebensenergie verschwenden. Viele Menschen entwickeln mit dieser Atmung einen feineren Instinkt dafür, welche Körperübungen, Atemübungen, Meditationstechniken ihnen wirklich gut tun und welche eher abträglich sind.

# Grenzen der reinen Atemreduktion

Die Methode nach Bouteyko und einige weitere, die sich auf Bouteykos Erkenntnissen aufbauend entwickelt haben, sind auf ihre Weise wirksam. Ähnlich wie Bouteyko selbst, handelt es sich bei den zufriedenen Anwendern sehr oft um Menschen, die mit einer solchen Methode eine Heilung bei einer bestimmten Krankheit erzielen konnten. Doch eine Methode, die allein auf Reduktion der Atmung zur Vermeidung von Hyperventilation ausgerichtet ist, hat auch ihre Grenzen. Im Allgemeinen informieren die Vertreter der Bouteyko-Methode zum Beispiel Menschen, die an Asthma leiden, dass der beste Zustand, der erreicht werden kann, eine »bedingte Heilung« ist (im englischen Bouteyko-Material wird von *conditional healing* gesprochen). Solange die Methode angewandt wird, benötigen viele Asthmatiker kein Kortisonspray, weil Anfälle ausbleiben. Aber die Ursachen der Anfälle sind damit nicht beseitigt. Ähnlich verhält es sich mit anderen Problemen, die durch Hyperventilation ausgelöst werden: Ihre Folgeerscheinungen können durch einen reinen Ansatz der Atemreduktion verringert oder eliminiert werden. Eine wirklich natürliche, von problematischen Mustern von Grund auf befreite Atmung stellt sich dadurch aber nicht notwendigerweise ein.

In der Befreiten Atmung geht es daher nur teilweise um eine direkte Reduktion des Gesamtvolumens an geatmeter Luft. Diese Reduktion, die eine Aufhebung der chronischen Hyperventilation bedeutet, stellt sich auf entspannte, natürliche Weise ein, wenn im Nervensystem und feinstofflichen Bereich disharmonische Atemmuster gelöst werden. Die Befreite Atmung erfordert deshalb auch wesentlich weniger Kontrolle über die Atemfunktion und ist eher ein entspanntes »Fallen« in eine wiederentdeckte Natürlichkeit des Atmens als eine Kontrollübung, die man immer weiter praktizieren muss. Das Problem der Hyperventilation erledigt sich nach und nach von selbst, wenn die natürliche Atmung wieder zugänglich wird.

# Disziplin und Körpergefühl

Wenn Menschen Übungen für ihre Gesundheit oder innere Entwicklung praktizieren, erleben die meisten auch eine innere Gegenbewegung in Richtung Zweifel, Faulheit und Sabotage der guten Bemühungen. Vielleicht gibt es die seltenen Ausnahmeerscheinungen unter uns Normalsterblichen, die diese Probleme nicht haben. Im Allgemeinen kann aber jeder diese Schwierigkeiten nachvollziehen.

Natürlich mag es zum Teil einfach in der menschlichen Natur liegen, verschiedene Dinge zu wollen, die nicht immer vereinbar sind, einander manchmal sogar ausschließen, wie zum Beispiel noch eine halbe Stunde im Bett zu liegen und gleichzeitig aufzustehen und ein Programm von *Qigong-* oder Yoga-Übungen zu absolvieren. Aber nach langjähriger Beobachtung bin ich auch zu dem Schluss gekommen, dass in dem inneren Widerstand gegen Atemübungen, Körperübungen, Meditationspraktiken, bestimmte Ernährungsweisen et cetera oft auch ein instinktives Wissen liegt, dass diese Dinge nicht wirklich dem menschlichen Entwurf gerecht werden. Sehr viele Übungssysteme tun vielen Menschen zunächst gut. Das ist nicht weiter erstaunlich, denn wenn man zum Beispiel die Wahl hat zwischen gar keiner körperlichen Bewegung und einer Art von Sport, die nicht unbedingt ein optimales Training darstellt, ist das suboptimale Training oft die bessere Variante. Ich persönlich halte nicht viel von Training an Geräten im Fitnessstudio, aber wenn jemand bislang die Freizeit nur auf der

Couch vor dem Fernseher verbracht hat, wird auch dieses Training wahrscheinlich positive Auswirkungen haben. Dennoch gibt es in der menschlichen Körperintelligenz auch einen Widerstand gegen Übungen, die etwas Unnatürliches in dem Sinne in sich tragen, dass sie trotz gewisser positiver Wirkungen Körper und Lebensenergie auch in einen unnatürlichen Zustand versetzen.

Die Alternative zum wiederkehrenden Kampf mit dem inneren Schweinehund ist die, aus der eigenen Körperintelligenz heraus zu erleben, welche Übungen – ganz gleich ob in Bezug auf Atmung, Meditation, Energiepraktiken, Sport – wirklich Natürlichkeit herstellen. Um einen solchen Weg einzuschlagen, müssen wir uns natürlich zunächst die Erlaubnis geben, so vorzugehen. Dies kann eine kleine Herausforderung an sich sein, denn oftmals lassen wir uns von der implizierten Autorität von Lehren und Lehrern derart beeindrucken, dass wir im Zweifelsfall dem Gefühl der Natürlichkeit misstrauen. Aus der eigenen Natürlichkeit heraus zu leben bedeutet auch nicht, nun alle Weisheit von anderen abzulehnen und in eine rebellische Verweigerungshaltung zu gehen. Es ist ein Aspekt von Lebenskunst, die Balance zu finden zwischen dem sinnvollen Lernen vorgegebener Methoden und Gedankengebäude und der eigenen Natürlichkeit.

Die Befreite Atmung hat sich in der Praxis für viele Menschen als hilfreich erwiesen, diese eigene Natürlichkeit intensiver zu erleben. Ich sehe diesen Punkt als so wichtig an, dass ich Ihnen auch ans Herz legen möchte, die eigene Natürlichkeit über alles zu stellen, was in diesem Buch steht. Experimentieren Sie mit meinen Vorschlägen, lassen Sie sich auf die Befreite Atmung und ihre Variationen ein, um selbst zu erleben, was es bei *Ihnen* bewirkt. Dann aber vertrauen Sie Ihrem eigenen Erleben, ihrer innewohnenden, wunderbaren Weisheit, die schon immer in ihren Körperzellen existiert hat. So lässt sich die Befreite Atmung ganz harmonisch mit anderen Atemmethoden, Körperübungen, Energieübungen et cetera kombinieren, durch ein tieferes Erwachen der eigenen Weisheit, die uns besser leitet, als jedes noch so gut ausgedachte Konzept.

# 3

# *Die Praxis*
# *der Befreiten Atmung*

Die Befreite Atmung greift die Erkenntnisse über die großen Vorteile auf, die durch eine Befreiung von chronischer Hyperventilation erzielt werden, und geht noch darüber hinaus: Die feinstoffliche Komponente der Atmung wird ebenso beachtet. Daraus ergibt sich eine praktische Anwendung, die Hyperventilationsmuster effektiv auflöst, dies jedoch mit weniger Kontrolle und Aufwand als in Atemmethoden mit gleicher Zielsetzung. Die Befreite Atmung lässt sich auch viel einfacher mit den Methoden der Atmung kombinieren, bei denen tief geatmet wird, das Lungenvolumen vergrößert wird und prinzipiell Dinge getan werden, die mit einer reinen Atemreduktion nicht gut vereinbar sind.

Die Befreite Atmung besteht aus zwei Prinzipien, die in verschiedenen Variationen der Atemübung oder Atemwahrnehmung eingesetzt werden können. In der praktischen Anwendung hat sich gezeigt, dass es etwa drei Monate dauert, bis das erste Prinzip – die Umkehrung – der Befreiten Atmung zu einem natürlichen Zustand geworden ist. Danach ist dieses Prinzip gegenwärtig, sobald man die eigene Aufmerksamkeit auch nur ein wenig auf die Atmung richtet. Dadurch ist die Befreite Atmung auch sehr leicht mit anderen Atemmethoden zu kombinieren und generell mit Körperwahrnehmung, Körperübungen oder Methoden des Selbstkontakts. Das zweite Prinzip der Befreiten Atmung – die Entspannte Pause – stellt sich teilweise von selbst durch Anwendung des ersten Prinzips ein, kann aber durch ein aktives Einbeziehen des Körpers in die Atmung noch verstärkt werden. Dabei gibt es zahlreiche Variationen, jeder kann für sich die passenden wählen, die sich natürlich anfühlen und die erwünschten Resultate bringen. Konsequentes Üben ist besonders in den ersten drei Monaten wichtig – aber ohne rigide Strenge.

# Das erste Prinzip der Befreiten Atmung: die Umkehrung

Ein immer wieder auftauchendes Prinzip in Methoden der gesundheitlichen, energetischen oder spirituellen Selbstkultivierung ist das der Umkehrung normaler Prozesse. Im Kopfstand, der Königsübung des Hatha-Yoga, drehen die Praktizierenden die Wirkung der Schwerkraft auf den Körper um, was vielfältige Resultate bewirkt. Diese Wirkung ist so vorteilhaft, dass die westliche Medizin Geräte nutzt, die ein vertikales Hängen von den Füßen mit dem Kopf nach unten ermöglichen – für Menschen, denen die Körperbeherrschung der Yogis zum Kopfstand fehlt.

Im Taoismus existiert ein im Westen praktisch unbekanntes

Verjüngungssystem, das *Dao Zhou*. Die Basis des Dao Zhou ist das Rückwärtsgehen. Im Rückwärtsgang werden dann verschiedene Atem- und Visualisationsübungen durchgeführt. Das Rückwärtsgehen hat vielfältige positive Wirkungen auf Körper und Psyche. Es stärkt die Wahrnehmung für die gesamte Rückseite des Körpers, die in der körperorientierten Psychotherapie für das Unbewusste steht. Rückwärtsgehen beruhigt hyperaktive Funktionen des autonomen Nervensystems. Erst vor Kurzem gab es in meinem Bekanntenkreis einen Fall, bei dem ein Asthmatiker sein Spray vergessen hatte und einen Anfall bekam. Mein Bekannter leitete ihn, nachdem der Notarzt gerufen worden war, zum Rückwärtsgehen an. Bis der Notarzt eintraf, war der Anfall vorbei. Ähnliche Fälle hörte ich über die Jahre immer wieder.

Warum ist die Umkehrung bestimmter Körpermuster wie unserer Gangrichtung oder unserer vertikalen Ausrichtung zur Schwerkraft effektiv, wenn es um Regeneration und Regulation geht? Im vorigen Kapitel bin ich kurz auf die These eingegangen, dass automatisierte Körperfunktionen wie Atmung durch feinstoffliche Lebensimpulse stimuliert werden, die oft nicht ökonomisch verlaufen. Diese Lebensimpulse sind weitgehend unbewusste Reflexe. Atmung entsteht durch den Atemreflex, der in seiner Intensität vom Partialdruck in den Lungen bestimmt wird. In reflexiv gesteuerten Funktionen wird bei einer Überfunktion feinstoffliche Lebensenergie unnötig verbraucht. Umkehrung macht reflexiv gesteuerte Körperfunktionen bewusst, wodurch sich neue Lebensenergie in diese Funktionen ergießt. Umkehrung entkoppelt unökonomische Vorgänge und belebt unbewusste Bereiche des Körpers mit Bewusstsein. Dies sind keine wissenschaftlich fundierten Erklärungen, sie beschreiben aber modellhaft sehr treffend, was man bei der Anwendung des Prinzips der Umkehrung beobachten kann.

Das Prinzip der Umkehrung kommt in der Befreiten Atmung auf eine sehr einfache und gleichzeitig hoch effektive Weise zur Anwendung:

- Während der Einatmung stellt man sich vor auszuatmen.
- Während der Ausatmung stellt man sich vor einzuatmen.

Das ist schon alles. Klingt einfach und manche Einsteiger in die Befreite Atmung können sofort effektiv damit beginnen. Was sich als kompliziert erweisen kann, sind vor allem Einwände des Denkens nach dem Motto:»Ja, aber wenn ich einatme, atme ich doch ein und nicht aus ...«

In der Physik gehen wir davon aus, dass es für jede Aktion eine gleichwertige, gegenläufige Reaktion gibt. Für jedes Elementarteilchen existiert ein Anti-Materieteilchen. Was durch die Befreite Atmung nach einer Weile erlebbar wird, ist ein Gegenstrom zum Atemstrom. Wenn wir einatmen, existiert – vermutlich auf einer feinstofflichen Energieebene – eine energetische Gegenbewegung. Die Vorstellung der Umkehrung, dass ich mental ausatme, während ich physisch einatme, erweckt offenbar schon nach kurzer Zeit eine reale Wahrnehmung dieses Gegenstroms. Diese These wird in der Praxis dadurch belegt, dass gegen jede Erwartung praktisch jeder, der eine Weile die Vorstellung der Umkehrung praktiziert, einen Punkt erreicht, an dem eine solche Wahrnehmung der Umkehrung automatisch stattfindet. Würde man einfach nur visualisieren oder imaginieren, wie man eine natürliche Funktion des Körpers umdreht, so würde sich sicherlich nie ein natürliches Erleben dieser Umdrehung einstellen. Mit der Befreiten Atmung erlebt fast jeder ein für den Verstand schwer zu begreifendes Phänomen: Es kommt uns nach einiger Zeit so vor, als wäre die Umkehrung die eigentliche, natürliche Atmung und als hätten wir in Wirklichkeit schon das ganze Leben lang so geatmet. Immer wieder berichten mir Anwender der Befreiten Atmung, dass sie das deutliche Gefühl haben, in der frühen Kindheit diese Atemwahrnehmung gehabt zu haben.

## BEFREITE ATMUNG, SPIRITUELL INTERPRETIERT

*»Yogis, die sich der Atemübung widmen, bieten die Einatmung der Ausatmung dar und die Ausatmung der Einatmung.«*

Bhagavad Gita, Kapitel 4, Vers 29

Die in der altindischen Gelehrtensprache Sanskrit verfasste Bhagavad Gita enthält die Quintessenz der spirituellen Lehren des Yoga, der Wiedervereinigung des individuellen Menschen mit dem Göttlichen nach der vedischen Auffassung. Wenn man die Umkehrung der Befreiten Atmung erlebt, wird der oben aufgeführte Vers verständlich. Die indische Heilige Anandamoy Ma, von der gesagt wurde, dass sie erleuchtet geboren wurde, unterrichtete einige ihrer Schüler in dieser Umkehrung. Ich lernte 1990 einen ihrer langjährigen Schüler kennen, durch den ich diese Auslegung des Verses der Bhagavad Gita erfuhr. Ich traf viele Sanskrit-Kundige, die zum Teil die Bhagavad Gita auswendig kannten und doch diesen Vers über Atmung nicht verstanden. Offenbar ist er ganz einfach und direkt zu deuten. In den Kreisen der Schüler von Anandamoy Ma wurde diese Atemmethode einfach als das »innere Opfer« bezeichnet, als ein Akt der Hingabe des Menschen an seine innewohnende Göttlichkeit. ■

Eine vollständige Erklärung für den Wirkungsmechanismus der scheinbar widersinnigen Vorstellung, die Atmung umzukehren, gibt es zur Zeit noch nicht. Was ich bislang nach jahrelanger praktischer Anwendung sagen kann, ist Folgendes:

- Die Vorstellung der Umkehrung wird in der Anwendung sehr schnell als etwas Natürliches erlebt, was die Anwender meistens überrascht. Denn den meisten Menschen erscheint diese Umkehrung anfangs unnatürlich.

- Die Umkehrung wird nach kurzer Zeit als harmonisierend erlebt, die Gedanken beruhigen sich, der Körper entspannt sich und erfährt gleichzeitig eine frische Vitalität. Stille und Freude sind leichter erlebbar.

- Diese positiven Effekte erleben auch Menschen, die bereits umfassende Erfahrung mit Atemtechniken, Meditation und verwandten Praktiken haben. In vielen Fällen erleben Menschen mit diesem Erfahrungshintergrund die Befreite Atmung als einen leichteren, direkteren Zugang zu innerer Stille als durch viele andere Methoden. Die Befreite Atmung ermöglicht es auch sehr vielen Anwendern, beliebig lange in Meditation zu sitzen, ohne Langeweile zu spüren oder Disziplin aufbringen zu müssen.

- Wenn zu Beginn die Befreite Atmung regelmäßig geübt wird, kann in etwa drei Monaten erlebt werden, dass die Umkehrung einfach da ist, sobald man auch nur einen kleinen Teil der Aufmerksamkeit bei der Atmung hat. Üben führt dann zum Erleben eines natürlichen Zustandes.

- Andere Methoden der Atemarbeit, Körperarbeit, Meditation, Hatha-Yoga, *Qigong*, *Tai Chi* et cetera werden durch die Befreite Atmung befruchtet und als wirksamer, kraftvoller erlebt.

- Viele Menschen erfahren in der Befreiten Atmung das Gefühl eines Gebets, ohne dass sie beten. Ein körperlich spürbares Element von Hingabe an die eigene Göttlichkeit ist die Beschreibung, die oft gegeben wird. Dies passt sehr gut zu der Auslegung der Atemumkehrung, die von Anandamoy Ma gelehrt wurde (siehe Kasten).

## NASENATMUNG

Prinzipiell sollte die Befreite Atmung durch die Nase durchgeführt werden, sowohl während der Ein- wie auch der Ausatmung. Wenn besondere körperliche Anstrengungen dies nicht mehr erlauben (Sport, toller Sex …) ist es ganz natürlich, die Mundatmung hinzuzunehmen. Einige gezielte Atemübungen erfordern ebenfalls die Mundatmung. Generell ist es aber nicht ratsam, zum Beispiel durch die Nase ein- und durch den Mund auszuatmen, wie es in manchen Systemen gelehrt wird.

Wir nehmen den größeren Teil des Sauerstoffs während der Ausatmung aus der Atemluft in den Lungen auf. Der längere Weg des Ausatmens, den die Luft durch die Nase nimmt, sowie die engere Passage der Nase im Vergleich zum geöffneten Mund verlangsamt die Ausatmung und erhöht so die Sauerstoffausbeute. ■

## SCHRITTE IN DIE UMKEHRUNG

Falls Ihnen die Vorstellung der Umkehrung des Atemstroms zu Beginn nicht gut zugänglich ist, können Sie mühelos durch einige Zwischenschritte in diese Wahrnehmung hineinfinden. Auch wenn Sie ein alter Hase oder eine alte Häsin in Bezug auf Atmung im Rahmen von Körperarbeit sind, empfehle ich Ihnen, diese Schritte zu durchlaufen. Nehmen Sie sich täglich etwas Zeit für diese Übungen. Führen Sie alle Übungen anfangs nur als Nasenatmung durch. Es gibt keine Vorgaben in Bezug auf die Dauer und Häufigkeit – dazu sind Menschen zu verschieden. Wiederholen Sie die Übungen so oft, dass Ihnen das Amten bewusst wird und Sie schließlich in der Befreiten Atmung landen.

**1. Setzen Sie sich vor einen Spiegel und beobachten Sie, ob sich Ihre Bauchdecke bei entspanntem Atmen im Atemrhythmus ausdehnt und wieder senkt, ohne dass der Brustkorb sich gleichermaßen ausdehnt.**

Diese Überprüfung ist wichtig, denn Befreite Atmung funktioniert nur mit einer natürlichen Bauchatmung. Eine gewisse Bewegung des Brustkorbs als Folge der Bauchatmung ist normal, die Bauchbewegung muss nicht komplett isoliert sein, aber im körperlichen Ruhezustand sollte definitiv die Bauchatmung überwiegen. Wenn eine Bewegung des Brustkorbs stattfindet, sollte diese sichtbar und spürbar geringer ausfallen als die Bauchbewegung.

Oft wird empfohlen, die Hände auf den Bauch zu legen, um die Bauchbewegung während der Atmung zu überprüfen. So gut diese Kontrolle auch ist, sie sagt nichts darüber aus, ob eventuell unbewusst mit der Bauchbewegung bei der Atmung gleichzeitig ein Heben und Senken des Brustkorbs geschieht. Legen Sie also auch eine Hand auf die Brust, um dort eine Bewegung zu erfühlen. Falls das bei Ihnen so ist, entspannen Sie sich in eine reine Bauchatmung, bis Sie im Spiegel sehen können, dass sich bei entspannter Atmung nur der Bauch bewegt. Wenn Ihnen das noch schwerfällt, können Sie die Hände auf den Bauch legen, um das Gefühl für die Bauchbewegung zu verstärken. Wenn Sie zuvor keine körperlich anstrengenden Tätigkeiten unternommen haben, sollte im Sitzen eine überwiegende Bauchatmung geschehen. Die Atmung mit einem der Bauchbewegung gleichwertigen Einsatz des Brustkorbs ist generell bei entsprechend erhöhtem Luftbedürfnis durch körperliche Aktivität sinnvoll. Um zur gesunden Bauchatmung zu finden, sollte ein weiterer Punkt beachtet werden:

*Echte Bauchatmung findet nicht nur an der Vorderseite des Körpers statt.* Wenn von Bauchatmung gesprochen wird, ist damit normalerweise nur die Bauchdecke gemeint, die sich beim Einatmen hebt und beim Ausatmen senkt. Eine gesunde Atmung geht jedoch in die Seiten des Körpers und den unteren Rücken. Wenn man auf dem Rücken liegt und in den Bauch atmet, kann man feststellen, dass es bei der Einatmung eine sanfte Bewegung des unteren Rückens zum Boden hin gibt. Wenn diese Bewegung (noch) nicht stattfindet, lohnt es sich, die Atmung so zu schulen, bis diese Bewegung wahrgenommen werden kann. Ein dehnbares Terra-Band, knapp über dem Bauchnabel um den Körper gelegt ohne einzuschnüren, kann die Atemwahrnehmung an den Seiten und im unteren Rücken fördern.

Wenn Sie die Bauchatmung problemlos geschehen lassen können, kommt der nächste Schritt:

**2. Führen Sie bei der Einatmung eine Hand von der Nase senkrecht entlang von Brust und Bauch nach unten.**

Diesen Schritt sollten Sie ebenfalls vor einem Spiegel üben, zunächst mit geöffneten Augen. Machen Sie diese Übung ruhig mehrere Male mit Pausen dazwischen, bis Sie das Gefühl haben, dass die Koordination von Hand und Atmung mühelos geschieht, ohne dass Sie darüber nachdenken müssen. Dann können Sie es einige Male mit geschlossenen Augen üben. Wenn Sie mit geöffneten und geschlossenen Augen die Hand-Atmungskoordination gut hinbekommen, geht's zum nächsten Schritt:

**3. Stellen Sie sich einen Luft- oder Energiestrom mit der Handbewegung vor. Führen Sie die Handbewegung durch wie zuvor. Nun stellen Sie sich vor, wie mit der Hand während der Einatmung Energie oder Luft von der Nase nach unten strömt. Was immer Sie sich besser vorstellen können, einen Luftstrom, ein Licht oder eine Energie, nehmen Sie das. Wenn Sie visuell veranlagt sind, visualisieren Sie. Wenn Ihnen das schwerfällt, fühlen Sie den absteigenden Strom.**

Diese Vorstellung ist ein erster Schritt in Richtung Umkehrung. Sie stellen sich beim Einatmen einen Strom vor, der ja in die andere Richtung als die Luft verläuft, die Sie durch die Nase einatmen. Üben Sie diesen Schritt, bis Sie ganz natürlich erleben, dass bei der Einatmung ein absteigender Strom von der Nase nach unten verläuft, etwa bis zur Höhe des Solarplexus, wobei dies keine exakte Vorgabe ist. Vielleicht erleben Sie dies nach einer Übung von fünf Minuten, vielleicht müssen Sie es aber über mehrere Tage immer wieder trainieren. Bleiben Sie dran, bis das natürliche Gefühl des absteigenden Stroms da ist – es lohnt sich.

**4. Nehmen Sie beim Einatmen den kühlen Luftstrom in der Nase wahr, und fühlen oder visualisieren Sie ihn als Teil des absteigenden Stroms.**

Wenn man einatmet, stellt sich ein Gefühl eines kühlen Luftstroms in der Nase ein. Wenn Sie bereits während der Einatmung mühelos den absteigenden Strom von der Nase abwärts visualisieren oder fühlen können, kommt nun noch ein wichtiger Schritt dazu: Sie nehmen den absteigenden Strom beim Einatmen schon *in* der Nase wahr. Das kühle Gefühl in der Nase wird also jetzt mit dem absteigenden Luftstrom assoziiert. Die Vorstellung des absteigenden Stroms beginnt mit dem kühlen Gefühl in der Nase und geht dann weiter herunter, bis etwa auf Höhe des Solarplexus.

**5. Nehmen Sie einen aufsteigenden Strom beim Ausatmen wahr.**

Wenn Sie den absteigenden Luftstrom vom Inneren der Nase bis etwa auf Höhe des Solarplexus mühelos spüren können, drehen Sie diesen gefühlten Strom nun nach dem Einatmen um. Der Strom fließt nun beim Ausatmen nach oben, in die Nase hinein. Der wärmere Strom in der Nase, den wir beim Ausatmen erleben, wird nun in der Vorstellung Teil des nach oben fließenden Stroms.

**6. Nehmen Sie die Umkehrung der Ein- und Ausatmung bis in die Luftröhre wahr.**

Wenn es Ihnen mühelos möglich ist, die Umkehrung der Atemströme vom Inneren der Nase bis zum Solarplexus zu erleben, setzen Sie diese nun im Körperinneren fort. Wir können den Atemstrom normalerweise in der Luftröhre im Hals spüren. Hier setzen Sie die Umkehrung einfach fort. Beim Einatmen fühlen Sie einen

Strom, der von unten im Körper durch den Hals in die Nase geht, dort kühl fließt, dann bis etwa zum Solarplexus aus dem Körper herausfließt. Beim Ausatmen steigt der Strom vom Solarplexus außerhalb des Körpers auf, in die Nase, wo er warm wahrgenommen wird, in den Hals nach unten. Damit ist die Umkehrung vollständig.

**7. Praktizieren Sie die Umkehrung immer ausgehend von dem spontan einsetzenden Atemimpuls.**

Die Schritte zur Umkehrung mögen anfangs noch so viel Aufmerksamkeit erfordern, dass man aktiv einatmet und tiefer oder intensiver atmet, als notwendig. Wenn die Umkehrung vollständig erlebt wird, achten Sie darauf, den Atem völlig natürlich entstehen zu lassen. Nach dem Ausatmen wird wahrscheinlich eine kleine Atempause einsetzen, was ein gutes Zeichen ist. Aus dieser Pause heraus sollte der nächste Atemimpuls von selbst entstehen. Wenn Sie den Atemimpuls und die beginnende Einatmung registrieren, vollziehen Sie in Ihrer Vorstellung die Umkehrung.

### Mit dem Atemreflex spielen

Die Umkehrung entfaltet ihre volle Wirkung dadurch, dass wir sie in dem Moment erleben, in dem der Atemreflex einsetzt und die Einatmung beginnt. Sich während eines bereits begonnen Atemstroms an die Umkehrung zu erinnern ist auch gut, aber die volle Kraft der Umkehrung entfaltet sich erst mit dem einsetzenden Atemreflex.

Spielen Sie tagsüber immer wieder damit, den nächsten Atemreflex nach dem Ausatmen zu erwischen. Machen Sie daraus keine mechanische Übung, sondern ein Aufmerksamkeitsspiel. Eine besonders interessante Variante können Sie erleben, wenn Sie beim Duschen mit kaltem Wasser abschließen. Für Kreislauf und Immunsystem ist das ohnehin empfehlenswert und kaltes Duschen intensiviert den Atemreflex erheblich. Probieren Sie über einige Wochen immer wieder aus, beim kalten Duschen den beginnenden Atemreflex zu erwischen und die Umkehrung genau dann zu erleben. Wenn Ihnen das konstant bei einem so stark stimulierten Atemreflex gelingt, wird es Ihnen bei sanfterem Atmen im Alltag umso leichter fallen.

## BEWUSSTES ZULASSEN STATT KONZENTRATION

Über die Nutzung von Aufmerksamkeit gibt es zwei sehr unterschiedliche Auffassungen. In vielen Schulungen zur Kultivierung von Lebensenergie und Bewusstsein wird eine exklusive Konzentration angestrebt, bei der alles als Ablenkung angesehen wird, was neben den Inhalten der gerade durchgeführten Übung wahrgenommen wird. Die intensive Konzentrationsschulung vieler Yogalinien ist ein Beispiel für dieses Anstreben einer exklusiven Konzentration.

Zen-Buddhismus und Taoismus dagegen sprechen oft von einem weichen Fokus, einem offenen Raum der Wahrnehmung, der nichts ausschließen muss. Ich habe in zahlreichen Experimenten immer wieder nachweisen können, dass eine exklusive Konzentration die Funktionsfähigkeit des Gehirns eher blockiert, als sie zu fördern. Manche taoistischen Schulen gehen soweit, dass sie sagen eine zu starre Konzentration zum Beispiel auf ein Energiezentrum im Körper würde dieses eher blockieren. Sie empfehlen, bei energetischen Übungen einfach einen Teil der Aufmerksamkcit beim Ablauf der Übung zu haben, aber andere Wahrnehmungen nicht als Problem zu betrachten.

Aus meiner Erfahrung stimme ich dieser Sichtweise zu. In der Praxis der Befreiten Atmung geht es nicht um eine rigide Konzentration auf die Umkehrung des Atemstroms. Manchmal bekommen Seminarteilnehmer, für die es eine neue Übung ist, die Umkehrung nicht zustande, weil sie es zu konzentriert versuchen. Wenn sie sich dann in einer Pause mit anderen Teilnehmern unterhalten und nur ein Teil ihrer Aufmerksamkeit zur Atmung wandert, erleben sie plötzlich die Umkehrung sehr real.

Üben ist wichtig, auch mit Regelmäßigkeit und echter Hingabe. Aber in dieser Konzentration und Disziplin sollte freier, offener Raum sein. Lassen Sie Ihre Aufmerksamkeit die Umkehrung erleben, erspüren, mit Interesse, Neugierde, Forscherdrang. Lassen Sie Disziplin und freudvolle Entspannung zusammenkommen.


## WAS GESCHIEHT DURCH DIE UMKEHRUNG?

Wenn Sie das technische Prozedere der Umkehrung einmal gemeistert haben, nehmen Sie genau wahr, was die Umkehrung bei *Ihnen* bewirkt. Wie fühlt sich die Atmung mit der Umkehrung an? Wie ist Ihr Körpergefühl dabei? Was geschieht mit dem Denken, den Emotionen, dem Wahrnehmen von Lebendigkeit? Was geschieht mit Ihrem Gefühl von Identität?

Wenn angenehme Zustände erreicht werden, nehmen Sie diese in aller Klarheit wahr, aber streben Sie sie nicht an, wenn Sie das nächste Mal die Umkehrung üben. Lassen Sie alle Zustände sich so einstellen, wie sie von selbst kommen. Schulen Sie aber Ihre Wahrnehmung für das, was durch die Umkehrung passiert. Viele Effekte stellen sich gerade dann ein, wenn sie nicht bewusst auf die Umkehrung achten. Bewusste Praxis und das Loslassen der Atmung in eine autonome Funktion ergänzen einander. Ganz wichtig: Nehmen Sie sich nicht nur Zeit, die Umkehrung zu üben, sondern erinnern Sie sich auch im Alltag immer wieder daran. Wenn Sie sich regelmäßig 10 bis 20 Minuten Zeit gönnen, um die Umkehrung entspannt zu praktizieren, sind Sie auf einem guten Weg. Vorschläge für eine Umstellung auf die Befreite Atmung in einem Zeitraum von drei Monaten finden Sie im nächsten Kapitel. Wenn Sie bereits regelmäßig meditieren, können Sie eine Weile lang die Umkehrung als Einstieg in die Meditation nutzen und so lange dabei bleiben, wie es sich natürlich anfühlt. Falls meditieren bislang nicht zu ihrem Tagesablauf gehört hat, kann die Befreite Atmung ein sehr fruchtbarer Einstieg in die Meditation sein.

# Das zweite Prinzip der Befreiten Atmung: die entspannte Pause (EP)

Um die Befreite Atmung zu erleben, sollte zunächst das Prinzip der Umkehrung verinnerlicht werden, bis es sich mühelos einstellt, sobald man sich daran erinnert. Sie müssen keine Perfektion in der Umkehrung erreichen, sondern einfach nur eine Natürlichkeit, in der Ihnen die Umkehrung normal vorkommt, wenn Sie Ihre Aufmerksamkeit darauf richten. Dann kann das zweite Prinzip der Befreiten Atmung beachtet werden, die entspannte Pause, die ich der Kürze halber einfach als »EP« bezeichne.

Die EP stellt sich nach der Ausatmung von selbst ein, wenn wir nicht besonders körperlich aktiv sind und keine erheblichen Atemblockaden vorliegen. Sie sollte nicht mit Kontrolle erreicht, sondern einfach zugelassen werden. Wenn Sie mit der Umkehrung vertraut sind, lassen Sie diese jetzt für einige Minuten bewusst geschehen und schauen Sie, ob Ihre Atmung nach dem Ausatmen in eine natürliche Pause fällt. Ist da eine entspannte Pause? Dehnt sich diese von allein aus, wenn Sie es zulassen? Machen Sie diesen Versuch jetzt, sofern Sie keinen vollen Magen haben.

Was geschieht, wenn sie die EP zulassen und erlauben, dass sie so lange da ist, wie es von selbst geschieht? Wie fühlen Sie sich während dieser Pause?

## IN DIE EP SINKEN

Eine sanfte Bewegung des Oberkörpers und das Prinzip der passiven Atmung ermöglichen einen sehr effektiven Einstieg in die EP. Diese Bewegung und die passive Gestaltung der Atmung finden wir in einigen asiatischen Verjüngungssystemen wie Hsin Tao oder manchen Variationen der taoistischen Embryonalatmung.

Sitzen Sie aufrecht, ohne sich anzulehnen. Senken Sie dann das Brustbein sanft in Richtung Hüfte. Das Gefühl dieser Bewegung ist ein Zusammensinken des Oberkörpers, nicht ein Nachvornbeugen. Wenn Sie in Ihre Atmung nicht eingreifen, wird bei diesem Sinken automatisch eine Ausatmung erfolgen. Lassen Sie diese zu. Wenn die Bewegung einen natürlichen Endpunkt gefunden hat, beobachten Sie, ob eine natürliche Pause von Bewegung und Atmung einsetzt. Wenn ein natürlicher Impuls zur Aufrichtung kommt, ziehen Sie Ihr Brustbein wieder nach oben.

Dabei atmen Sie ganz natürlich ein.

Helfen Sie beim Sinken nach unten der Ausatmung nicht nach, lassen Sie diese natürlich durch die Bewegung entstehen.

Lassen Sie sich am tiefsten Punkt der Bewegung so lange ruhen, wie es sich natürlich anfühlt. Lassen Sie sich so tief wie möglich in dieser Pause entspannen.

Helfen Sie der Einatmung beim Aufrichten nicht nach, lassen Sie diese natürlich durch die Bewegung entstehen.

Wenn Sie diesen Ablauf entspannt erleben können, nehmen Sie die Umkehrung hinzu. Erleben Sie den vom Solarplexus in Ihre Nase aufsteigenden und in Ihre Lungen weiterfließenden Luftstrom beim Sinken nach unten. Erleben Sie den aus den Lungen durch die Nase nach unten fließenden Strom beim Aufrichten.

Wenn Sie dieses Sinken in die EP jeden Tag nur für einige Minuten üben können, wird Sie das sehr schnell in die tieferen Ebenen der Befreiten Atmung führen. Wenn Sie regelmäßig meditieren, machen Sie zum Einstieg in die Meditation einige Minuten das Sinken in die EP, natürlich mit gleichzeitiger Umkehrung. Falls Ihnen bei der Meditation manchmal langweilig wird oder es eine Geduldsprobe ist, eine Zeit lang in Meditation sitzen zu bleiben, schauen Sie, ob die Umkehrung eine Veränderung bewirkt. Zahlreiche Menschen haben schon erlebt, dass die Umkehrung es ihnen ermöglicht, beliebig lange ohne Langeweile zu sitzen, selbst wenn es für Sinne und Verstand gerade keine Anreize von außen gibt.

## MÖGLICHE WIRKUNGEN DER EP

Das Zulassen und bewusste, entspannte Erleben der EP ist eine der kraftvollsten Methoden, um Muster der Hyperventilation in der eigenen Atmung aufzulösen. Da dies in der Befreiten Atmung jedoch nicht durch aktive Atemkontrolle, sondern durch entspanntes Zulassen geschieht, ist es gut möglich, dass sich emotionale und energetische Gründe für die bislang bestehenden Muster der

Hyperventilation zeigen. Häufig auftretende Erfahrungen, speziell in den ersten Sitzungen zur EP, durch die Bewegung des Oberkörpers sind:

- Ein entspanntes, wohltuendes Grundgefühl, das aber für kurze Momente durch die Angst unterbrochen wird, nicht genug Luft zu bekommen.

- Ein starker Impuls, mehr einzuatmen, als es dem durch die Bewegung entstehenden Atemvolumen entspricht.

- Eine angenehme Ruhe in der EP, aber dennoch gedankliche Zweifel, ob man nicht zu wenig atmet.

- Ein Erstaunen darüber, wie wenig Luft man benötigt.

Ich habe äußerst selten erlebt, dass die Ängste, nicht genug Luft zu bekommen, so stark sind, dass sie ein wirkliches Problem darstellen. Sie können die Befreite Atmung jederzeit abbrechen und so dem Impuls, stärker einzuatmen, jederzeit nachgeben. Deswegen provoziert diese Methode keine überwältigenden Ängste. In 99 Prozent der Fälle verschwinden anfängliche Ängste und Impulse nach stärkerem Einatmen in wenigen Übungssitzungen. Wer jedoch erlebt, dass ein Zulassen der EP immer wieder Ängste hervorruft, sollte sich therapeutische Begleitung suchen. Therapeuten, die in körperorientierten Verfahren geschult sind, können dann sehr wertvolle Hilfe leisten.

Hyperventilation hat sicherlich viele Ursachen, die an der Schnittstelle von Psychologie und Physiologie anzusiedeln sind. Ein nicht unerheblicher Grund für Hyperventilation ist wahrscheinlich der Sauerstoffmangel, den Babys während der

Geburt erleben. Erwachsene werden ohnmächtig, wenn die Sauerstoffsättigung des Bluts 63 Prozent unterschreitet. Es ist nicht ungewöhnlich, dass Babys mit einer Sauerstoffsättigung von unter 30 Prozent geboren werden. Die Enge des Geburtskanals ist ein Grund dafür. Ein Quetschen der Nabelschnur, ein daraus folgender Mangel an Blutzufuhr bei einer gleichzeitigen erheblichen Anstrengung sind die Folge. Kommen dann medizinische Interventionen wie Schmerzmittel, wehenhemmende oder wehenfördernde Medikamente hinzu, kann sich dies zusätzlich nachteilig auf die Sauerstoffversorgung des Babys auswirken.

# Wenn intensiverer Atem notwendig ist: die Leistungsatmung

Natürlich besteht unser Leben nicht nur aus Zeiten, in denen ein sehr ruhiger Atem unsere Bedürfnisse deckt. In der ersten Auseinandersetzung mit Ansätzen wie denen von Bouteyko, Strelkov oder der Befreiten Atmung treten bei vielen Menschen Sorgen darüber auf, ob sie trotzdem noch richtig Sport treiben können, wenn sie aus der chronischen Hyperventilation aussteigen wollen. Solche Sorgen sind unnötig, denn die Befreite Atmung ermöglicht nicht nur erhöhte körperliche Leistungsfähigkeit, sie kann auch gezielt für intensive körperliche Betätigung abgewandelt werden.

Der große Unterschied zwischen der intensiveren Atmung bei anstrengender körperlicher Betätigung und der ungesunden chronischen Hyperventilation liegt in dem Verhältnis von Atemvolumen zu tatsächlichem Sauerstoffbedarf. Atmen wir tiefer und schneller, weil wir unsere Stoffwechselrate deutlich erhöhen, so ist dies eine sinnvolle Anpassung. Die chronische Hyperventilation, die Buuteyko entdeckte, betrifft aber vor allem die Atemfrequenz und -tiefe im Ruhezustand. Dabei wird zumeist stärker geatmet, als es zur Deckung des Sauerstoffbedarfs notwendig ist. Die Folgen sind eine schlechte Sauerstoffversorgung der Zellen, vermehrte Produktion von freien Radikalen, Anfälligkeit für bestimmte Krankheiten sowie unökonomischer Einsatz der Lebensenergie. Wenn Atemvolumen und Sauerstoffbedarf in einem sinnvollen Verhältnis zueinander stehen, ist auch eine verstärkte Atmung gesund.

Das erste Prinzip der befreiten Atmung, die Umkehrung des physischen Atemstroms im Geist, bleibt auch in der Variation erhalten, die ich »Leistungsatmung« nenne. Wenn der Körper durch Aktivität mehr Sauerstoff braucht, ist eine Atmung mit den folgenden zwei Schritten sinnvoll:

1. Das Ausatmen wird aktiv und plötzlich durchgeführt, indem man die Bauchdecke einzieht. Man kann sich dabei vorstellten, mit dem Bauch so nah wie möglich zur Wirbelsäule zu gelangen. Auch dabei sollte immer durch die Nase geatmet werden.

2. Die Einatmung geschieht völlig automatisch, durch das Vakuum nach der Ausatmung und das natürliche Atembedürfnis. Je natürlicher man die Einatmung geschehen lässt, umso besser.

Mit dieser Atmung erhöht sich die Fähigkeit des Körpers zur Nutzung von Sauerstoff während intensiver Belastung. Viele Läufer und andere Ausdauersportler haben mir berichtet, dass sie mit dieser Atmung entspannter bleiben und das Empfinden haben, mehr Luft zu bekommen.

Gerät man außer Atem, kann man die Leistungsatmung anwenden, um schneller zu einem gesunden Atemrhythmus zurückzufinden. Zehn Wiederholungen reichen dafür aus. Der Unterschied von zehn Leistungsatemzügen ist im Vergleich zu zehn normalen Atemzügen bei Überanstrengung wirklich erstaunlich. Ist man außer Atem geraten, so kann die Leistungsatmung kombiniert werden mit dem Prinzip des Sinkens und Aufrichtens, wie Sie es von der EP schon kennen, und zwar vorzugsweise im Stehen. Während die Bauchdecke nach hinten gezogen wird, sinkt das Brustbein in Richtung Hüfte, in diesem Fall natürlich schnell. Anschließend wird das Brustbein aufgerichtet, wodurch die passive Einatmung erfolgt.

Natürlich wird es aufgrund des erhöhten Sauerstoffbedarfs keine Pause nach der Ausatmung geben.

# 4

# In drei Monaten
# zur Befreiten Atmung

Meiner Ansicht nach sollten Methoden, mit denen wir Körperfunktionen regulieren oder entwickeln wollen, in uns zu natürlichen Zuständen werden. Befreite Atmung ist ein Ansatz, der innerhalb einer recht kurzen Zeit als etwas so Natürliches erlebt wird, dass der Körper von selbst immer wieder zu ihren beiden Elementen findet, der Umkehrung und dem Zulassen der EP. Besonders wirksam kann diese Umstellung der Atmung herbeigeführt werden, wenn die Atmung über einen Zeitraum von drei Monaten mit einer gewissen Konstanz geschult wird.

Wenn Sie die Befreite Atmung in der Tiefe erleben wollen, empfehle ich Ihnen folgendes Vorgehen:

# Testen Sie Ihre Atmung

Um herauszufinden, wie effektiv Sie atmen, können Sie zwei einfache Tests durchführen und einen Basiswert ermitteln. Daran können Sie in den nächsten Monaten Ihre Fortschritte mit der Befreiten Atmung messen.

## TEST 1

Sitzen Sie entspannt mit relativ geradem Rücken. Anlehnen ist in Ordnung. Beobachten Sie Ihren Atem einige Atemzüge lang, um ein Gefühl für die momentane natürliche Atemtiefe zu bekommen. Dann lassen Sie nach einer Ausatmung eine Pause zu und beobachten, wie lang Sie diese Pause *ohne jegliches Gefühl von Sauerstoffmangel* werden lassen können. Stoppen Sie mit einer Uhr die Sekunden. Wenn das nächste Einatmen erfolgt, sollte es nicht tiefer oder schneller sein, als bei den Atemzügen vor der Pause.

Wiederholen Sie diesen Test insgesamt sechsmal an zwei Tagen zu verschiedenen Zeiten. Äußere Umstände, Biorhythmen, Verdauungstätigkeit und andere Faktoren beeinflussen unsere Atmung natürlich. Mit sechs Tests an zwei Tagen bekommen Sie aber einen guten Durchschnittswert für ihre derzeitige EP.

## TEST 2

Sitzen Sie entspannt und so aufrecht, wie es Ihnen möglich ist. Sie können sich aber auch hier wieder anlehnen. Beobachten Sie Ihre Atmung für einige Atemzüge, ohne sie zu beeinflussen. Dann überprüfen Sie mit einer Uhr eine Minute lang, wieviele Atemzüge Sie pro Minute nehmen. Dehnen Sie die Atemzüge oder EPs nicht absichtlich aus.

Wiederholen Sie auch diesen Test sechsmal in zwei Tagen.

## BEWERTUNG DER ERGEBNISSE

Für eine effiziente Versorgung mit Sauerstoff sollte bei Test 1 problemlos ein Wert von 20 Sekunden und mehr erreicht werden. Bei Test 2 ist ein gesunder Wert im Ruhezustand vier bis sechs Atemzüge. Wenn Sie davon noch weit entfernt sind, ist das überhaupt kein Grund zur Panik: Es gibt noch viel ungenutztes Potenzial, das Sie sich jetzt mit der Befreiten Atmung erschließen können. Wenn Sie diese Werte bereits erreichen oder übertreffen, freuen Sie sich: Ihre Sauerstoffversorgung ist schon sehr gut und die Befreite Atmung kann Ihnen den letzten »Feinschliff« verpassen.

### *Aufzeichnungen machen Fortschritte sichtbar*

Nachdem Sie die beiden Atemtests durchgeführt haben, notieren Sie die Ergebnisse. Bewahren Sie diese Aufzeichnungen auf, denn sie sind ein wertvoller Indikator für Ihre Atementwicklung. Außerdem ist es lohnenswert, wenn Sie in den nächsten drei Monaten Aufzeichnungen über andere Veränderungen Ihrer Atmung und Ihres inneren Zustands notieren.

# Wann üben?

Wenn Sie morgens aufwachen, nehmen Sie sich ein bis zwei Minuten Zeit, um noch im Liegen die Umkehrung zu spüren. Sie werden wahrscheinlich feststellen, dass Sie längere EPs eher in der Seitenlage zulassen können. Falls für Sie die Seitenlage bequem ist, praktizieren Sie morgens auf der Seite liegend die Umkehrung.

Einmal täglich sollte es eine Phase geben, in der Sie sich etwas Zeit für die Befreite Atmung gönnen. 15 Minuten mögen völlig ausreichend sein für viele Menschen. Praktizieren Sie in dieser Zeit sowohl die Umkehrung wie auch für einige Minuten das Sinken in die EP. Wenn Sie eine sehr ruhige Atmung und Entspannung erreicht haben, können Sie das Sinken mit dem Oberkörper ausklingen lassen und weiter die Umkehrung erleben sowie die EP einfach zulassen. Damit haben Sie übrigens den Einstieg in die Meditation geschafft.

Wenn Sie schon regelmäßig meditieren, kann die Befreite Atmung ein sehr hilfreicher Einstieg in die Meditation sein.

Abends beim Einschlafen legen Sie sich auf die Seite, sofern das für Sie bequem ist. Nehmen Sie sich ein wenig Zeit für die Umkehrung und schauen Sie, ob die EP von selbst länger wird, wenn Sie tiefer entspannen und den Tag hinter sich lassen.

## ENTSPANNTES ERINNERN IM ALLTAG

Die Umkehrung kann mit ein wenig Gewöhnung auch im Alltag immer wieder erinnert werden, selbst wenn wir gerade mit anderen Dingen als atmen beschäftigt sind. Für viele ist das Spazierengehen oder auch das Gehen zu einem bestimmten Ziel im Alltag ein guter Einstieg in die Erinnerung an die Umkehrung, ohne dabei eine stille Übung wie bei einer sitzenden Meditation zu sein. Wenn es ihr Beruf zulässt, machen Sie tagsüber immer wieder kurze Aufmerksamkeitspausen, in denen Sie zur Umkehrung und auch zur EP zurückkehren. Sie werden bald feststellen, dass es auch mit einem kleinen Teil der Aufmerksamkeit sehr gut gelingt, in die Befreite Atmung zu finden, während Sie Geschirr spülen, duschen, Essen zubereiten oder anderes tun. Besteht Ihr Beruf aus einer überwiegend sitzenden Tätigkeit, ist es sinnvoll, immer wieder kleine Bewegungspausen einzulegen und sich dabei ein paar Atemzüge lang an die Befreite Atmung zu erinnern. Nach etwa 25 Minuten langem Sitzen ohne Bewegung sinkt die Produktion an Neurotransmittern im Gehirn, den Botenstoffen, die ein effektives mentales Arbeiten erst möglich machen. Falls Sie in einem Umfeld arbeiten, in dem Sie Ihren Körper nicht zwischendurch durchschütteln oder eine Mini-Turnübung einlegen können, machen Sie etwas Unauffälliges: Einfach aufstehen und sich kurz strecken kann schon ausreichend sein. Dann nehmen Sie sich zwei bis drei Atemzüge lang Zeit für die Umkehrung und die EP. Mehrmals am Tag praktiziert kann dieses kleine Programm, das Sie über den Tag verteilt vielleicht fünf Minuten kostet, Ihnen eine echte Verbesserung Ihres Wohlbefindens und Ihrer Leistungsfähigkeit bringen.

Eine Überdosis gibt es nicht. Kehren Sie tagsüber einfach so oft zur Befreiten Atmung zurück, wie es sich für Sie entspannend und gut anfühlt. Machen Sie sich damit keinerlei Leistungsdruck, sondern kehren Sie einfach immer wieder dazu zurück, wenn es Ihnen einfällt.

In der Zeit der Umstellung auf die Befreite Atmung ist es sinnvoll, auf anstrengende Atemtechniken zu verzichten. Dies beinhaltet *nicht* die natürliche Erhöhung von Atemfrequenz und -volumen beim Sport, Treppensteigen et cetera. Körperliche Aktivität ist auch in dieser Umstellungszeit wunderbar. Aber Atemübungen, bei denen willentlich besonders tief oder schnell geatmet wird, sind nicht sinnvoll. Feueratmung im Yoga, Techniken, bei denen der Atem nach der Einatmung angehalten wird, und alles, was Anstrengung bei einer reinen Atemübung ohne körperliche Tätigkeit beinhaltet, sollte für diese drei Monate weggelassen werden. Mit der Befreiten Atmung besteht die Möglichkeit, einige grundsätzliche Atemblockaden und das Grundmuster der Hyperventilation aufzulösen. Danach können andere Atemtechniken auf dieser gesünderen Grundlage genutzt werden. Über andere Atemtechniken folgt eine ausführlichere Diskussion ab Seite 103.

## Veränderungen – ja oder nein?

Sie haben sich drei Monate lang auf die Befreite Atmung umgestellt? Herzlichen Glückwunsch! Wiederholen Sie nun die beiden Atemtests jeweils sechsmal an zwei Tagen, und vergleichen Sie die Werte mit Ihren Testaufzeichnungen, die Sie zu Beginn gemacht haben.

Für etwa 95 Prozent der Neueinsteiger in die Befreite Atmung verändern sich die Werte nach drei Monaten regelmäßiger Praxis deutlich. Die Atemfrequenz wird langsamer und die EP wird länger. Es kann gelegentlich vorkommen, dass sich die Atemfrequenz oder die EP nur geringfügig verändert haben. Es ist auch möglich, dass zum Beispiel nur drei von den sechs empfohlenen Tests deutlich bessere Werte aufweisen und die drei anderen gleich geblieben sind. Dennoch sollte eine Änderung in diesen drei Monaten erzielt worden sein.

Ist dies nicht der Fall, empfehle ich Ihnen, in Ihrer Lebensweise nach Ursachen für Hyperventilation zu suchen. Solche Ursachen sind normalerweise:

- chronischer Stress;
- ungesunde Ernährungsgewohnheiten und übermäßiges Essen;
- zu intensives Sporttraining;
- starkes Übergewicht;
- Ablagerungen oder Entzündungen im Dickdarm.

In diesen Bereichen sollte nach Möglichkeiten gesucht werden, um die physiologische Grundlage für die Atmung zu verbessern.

# 5

## Die eigenen Lebensgewohnheiten beachten

Unsere Atmung wird von unseren täglichen Lebensgewohnheiten erheblich beeinflusst. Ernährung, Körperhaltung, Umgang mit Stresssituationen und die Qualität unserer Atemluft sind dabei von besonderer Wichtigkeit. Falls Ihre Ernährung bislang wenig Beachtung gefunden hat, ist dies eine exzellente Zeit für eine Umstellung. Die Kriterien der Befreiten Ernährung, die im gleichnamigen Buch dargelegt werden, ermöglichen es in relativ kurzer Zeit, ein neues Empfinden von Genuss und Sättigung zu erleben, wodurch ungesunde Essgewohnheiten ihren Reiz von selbst verlieren. Eine wirklich gesunde Ernährung darf auf Dauer keine Disziplin oder Willensanstrengung erfordern.

# Ernährung und Atmung

Die Atmung sollte nicht isoliert von anderen Aspekten des menschlichen Lebens betrachtet werden. Auch die besten Atemübungen zur Reduktion von Hyperventilation werden ihre Wirkung nicht voll entfalten können, wenn wir andererseits dem Körper immer wieder Gründe geben, zu hyperventilieren. Ernährung spielt dabei eine zentrale Rolle, denn die übliche Ernährungsweise des zivilisierten Menschen führt zu Hyperventilation. Ich will an dieser Stelle nur kurz auf das Thema eingehen, da ich alle aus meiner Sicht wesentlichen Informationen dazu in dem Buch *Befreite Ernährung* zusammengefasst habe.

Ein heutzutage weitverbreitetes Verhalten ist das Essen ohne eine vorherige gesunde Hungerphase. Sofern eine ausreichende Qualität der Nahrung und damit eine echte Vitalstoffsättigung der Zellen gegeben sind, ist Hunger einer der wichtigsten Faktoren, die eine gute Sauerstoffzufuhr ermöglichen. Essen ohne wirkliches Nahrungsbedürfnis wirkt sich ausgesprochen nachteilig auf den Transport von Sauerstoff in die Zellen aus. Als Gegenregulation erhöht der Körper dann die Atemfrequenz, auch wenn das Problem dadurch nicht gelöst wird. Eine gesunde Atemfrequenz wird sich im alltäglichen Leben kaum einstellen, wenn die Atemregulation des Körpers durch zu häufiges Essen gestört ist.

Zu häufiges Essen hat im Wesentlichen drei Gründe:

1. **Gewohnheit und Erziehungsprägungen:** Die Mehrzahl der Menschen lernt in der Kindheit nicht, dem eigenen Körpergefühl zu vertrauen. Wie viele Kinder werden beispielsweise immer noch dazu angehalten zu frühstücken, weil besorgte Eltern glauben, dies müsse sein, selbst wenn der kindliche Körper gar nicht essen will?

**2. Vitalstoffmangel und Blutzuckerschwankungen:** Bei einer überwiegend denaturierten, also aus erhitzten und industriell verarbeiteten Nahrungsmitteln bestehenden Ernährung kann Hunger sehr unangenehm sein und zu emotionaler Irritation führen, weil Hunger dann mit Mangelerscheinungen einhergeht – gerade Zink- und Chrommangel werden subjektiv als sehr unangenehm empfunden. Die Lösung ist nicht häufiges Essen, sondern naturbelassene, vitalstoffreiche Nahrung.

**3. Emotional motiviertes Essen:** Essen gehört zu einem der beliebtesten Regulative für unsere Gefühle. Im Gegensatz zu Drogen, Alkohol oder anderen Dingen mit zwielichtigem Image praktizieren wir Essen seit der Kindheit. Es ist völlig legal und wir zeigen keine akuten Auffälligkeiten, wie etwa unter Alkoholeinfluss. Durch Essen belohnt zu werden ist eine vertraute Erfahrung für die meisten von uns. Zu essen aus Traurigkeit, Langeweile oder ähnlichen Gründen ist sehr unvorteilhaft für unsere emotionale und körperliche Gesundheit und treibt diese Emotionen nur noch tiefer in das Körpergedächtnis.

Wenn wir die Befreite Atmung erleben wollen, ist es sinnvoll, zunächst die Gründe für zu häufiges Essen im eigenen Leben zu analysieren. Sind wir bereits frei von diesem Verhalten, wunderbar. Wenn nicht, so können die besten Atemübungen der Welt ihre Wirkung nicht voll entfalten.

# BEFREITE ATMUNG UND BEFREITE ERNÄHRUNG

Mit dem Begriff »Befreite Ernährung« habe ich im Laufe eines zehnjährigen Experiments an zahlreichen freiwilligen Versuchspersonen in den Jahren 2000 bis 2010 einen einfachen Ansatz zur Ernährungsgestaltung entwickelt, der eine wesentliche Auswirkung hat: das Erleben zellulärer Sättigung. Mit vielen verschiedenen Ernährungskonzepten kann man seine Gesundheit und sein Wohlbefinden verbessern – für eine Weile. Doch fast alle Menschen, die sich schon lange mit dem Thema Ernährung befassen und von veganer Rohkost bis Ayurveda schon alles ausprobiert haben, sind immer noch verunsichert darüber, was sie essen sollten und was nicht.

Meine These dazu lautet, dass es sich dabei nicht nur eine kognitive Unsicherheit angesichts zahlreicher widersprüchlicher Theorien zu diesem Thema handelt. Wer sich von widersprüchlichen Aussagen zur Ernährung verunsichern lässt, erlebt noch keine echte zelluläre Sättigung, denn sie ist ein ganz klares und erleichterndes Körpergefühl. Niemand muss einem verliebten Menschen erzählen, dass er oder sie verliebt ist. Zelluläre Sättigung ist ähnlich eindeutig. Wer sie erlebt, weiß instinktiv, dass sein Körper richtig versorgt ist. Er ist von der exzessiven mentalen Beschäftigung mit dem Thema Ernährung befreit, weil fundamentale Unsicherheit einfach nicht mehr auftritt.

Ein weiterer angenehmer Effekt der Befreiten Ernährung besteht darin, dass die Lust auf ungesunde Nahrungsmittel einfach schwindet und daher auf Dauer keine wirkliche Disziplin, kein Kampf zwischen »Ich will« und »Ich sollte« mehr notwendig ist. Konkret besteht die Befreite Ernährung aus vier Maßnahmen, deren Wirkungen ineinandergreifen, um zelluläre Sättigung zu erzielen:

1. das Zulassen von gesundem Hunger;

2. grüne Smoothies aus grünen Blättern und Früchten als tägliche Basismahlzeit;

3. rohe gesättigte Fette durch Rohmilchbutter, Kokosmus oder Kokosöl, rohe Eier und andere geeignete Quellen als Basis der Fettversorgung;

4. »Happy Brain«, ein speziell konzipiertes Nahrungsergänzungsmittel, um dem Körper einen Überschuss an Biophotonen und elektrischer Energie zu geben.

Alle Informationen zur Befreiten Ernährung sind in meinem Buch mit dem gleichnamigen Titel dargelegt. Wer sich für die Befreite Atmung interessiert und sie erleben möchte, wird den vollen Nutzen nur bei einer wirklich natürlichen Ernährungsweise erleben. Die Befreite Ernährung ist kein starres System, sondern weckt die ursprünglichen Körperinstinkte, die nach kurzer Zeit dazu führen, dass man mit dieser Ernährungsweise aus Lust einfach weiter macht. Befreite Ernährung kann problemlos mit vielen anderen wertvollen Erkenntnissen zum Beispiel der Rohkost, dem Ayurveda und anderen Systemen kombiniert werden. Damit Sie einen Eindruck bekommen, werde ich die vier grundlegenden Maßnahmen im Folgenden kurz erläutern.

## Gesunden Hunger zulassen

Der erste Punkt, das Zulassen von gesundem Hunger, ist die Grundlage für alle weiteren Schritte zu einer gesunden Ernährung. Hunger aktiviert bestimmte Gene, die uns aktiv und wach machen. Der Hormonhaushalt benötigt Phasen des Hungers und der Sättigung, um Körper und Gehirn wechselweise zu stimulieren und zu regenerieren Zu essen, ohne zuerst echten Nahrungsbedarf geschaffen zu haben, erzeugt Chaos im Körper. Die für Wachheit und Aktivität zuständigen Nervenfunktionen, Hormone und Neurotransmitter kollidieren mit der Aktivierung einer Entspannungsreaktion, die durch Essen ausgelöst wird. So überlagern sich beim modernen Menschen sehr häufig die Zyklen von Aktivität und Regeneration, was dazu führt, dass man zu wenig Energie und geistige Wachheit hat, aber auch nicht richtig entspannen und regenerieren kann. Es ist, als würde man einen Muskel gleichzeitig anspannen und massieren wollen.

Auf die Atmung hat Essen ohne echten Nahrungsbedarf verheerende Folgen. Jede Art der übermäßigen körperlichen Belastung, die nicht im Einklang mit echten physiologischen Bedürfnissen steht, führt auf Dauer zu Hyperventilation und chaotischen Atemmustern. Überflüssige Nahrung zu verdauen, ist eine erhebliche Anstrengung für unseren Organismus. Außerdem führt überflüssige Nahrung sehr häufig zu Fäulnisprozessen im Darm. Bei allen wertvollen Informationen über die Schlüsselrolle des Darms für die Gesundheit und den guten Angeboten zum Thema Darmsanierung wird oft vergessen, dass gesunde Zyklen von Hunger und Sättigung die Basis für gute Darmgesundheit sind.

Lernen Sie gesunden Hunger kennen, und genießen Sie wieder die aktivierende, belebende Wirkung von Hunger. Wenn Ihnen Hunger sehr schnell unangenehm wird, sind sie qualitativ wahrscheinlich schlecht ernährt und erfahren Mangelerscheinungen. Diese lassen sich mit den nächsten drei Maßnahmen der Befreiten Ernährung in kurzer Zeit beseitigen.

## Grüne Smoothies

Ich halte die von Victoria Boutenko (nicht zu verwechseln mit Bouteyko) konzipierten grünen Smoothies für eine der wichtigsten Beiträge zur Gesundheit in diesem noch jungen Jahrtausend. Victoria Boutenko erlebte mit ihrer Familie durch Rohkosternährung zunächst eine umfassende Heilung zahlreicher Gesundheitsprobleme, die sie, ihren Mann und ihre beiden Kinder betrafen. Doch nach einigen Jahren stellten sich bei den Boutenkos eine Lustlosigkeit in Bezug auf die Rohkost und kleinere Verdauungsprobleme ein. Victoria Boutenko recherchierte daraufhin eingehend die Ernährungsweise wild lebender Primaten, die bekanntlich unsere nächsten Verwandten im Tierreich sind. Grüne Blätter machen bei Schimpansen 40 bis 50 Prozent der Ernährung aus, bei Gorillas sind es 80 Prozent. Nun gut, grüne Salate zu essen ist ja keine neue Empfehlung. Vergleicht man aber die Gebisse der modernen Menschen und die viel stärkere Kauleistung von Primaten, zeigt sich ein Problem: Die Zellulose, in der ein Großteil der Vitalstoffe im grünen Blatt eingeschlossen ist, kann vom Menschen durch Kauen nicht effektiv genug zerkleinert werden. Rohkosternährung im klassischen Sinn, mit Salaten als wesentlichem Bestandteil der Ernährung, führt außerdem bei vielen Menschen zu Verdauungsproblemen.

Victoria Boutenko ersann daher die grünen Smoothies, eine einfache Mischung aus grünen Blättern (Salaten, Gartenkräutern, Wildkräutern), Früchten und Wasser, in einem Hochleistungsmixer zubereitet. Ein Mixer sollte dafür 30 000 Umdrehungen oder mehr pro Minute zustande bringen, die Wattzahl allein sagt wenig über die tatsächliche Leistung aus. Nur bei dieser effektiven Mixerleistung tritt der gewünschte Effekt ein: Die Zellulosestruktur der grünen Blätter wird auf der molekularen Ebene zerkleinert, sodass der volle Vitalstoffgehalt des grünen Blatts richtig vom Körper aufgenommen werden kann.

Die grünen Smoothies haben in den letzten zehn Jahren einen echten Siegeszug in Kreisen ernährungsbewusster Menschen angetreten. Der Grund dafür ist einfach: Wer einmal konsequent einige Monate lang täglich einen grünen Smoothie zur ersten Mahlzeit des Tages macht, bleibt in der Regel dabei. Die Erfahrung, zellulär gesättigt zu sein ohne Belastung der Verdauung, ist so überzeugend und angenehm, dass man auf grüne Smoothies nicht mehr verzichten will. Es ist auch in der erlebbaren Erfahrung klar und deutlich erkennbar, dass kein Salat, Saft oder gekochtes Gemüse an den Wert der grünen Smoothies für den Körper heranreicht. Der Genuss von grünen Smoothies als erste Mahlzeit am Tag führt überraschend schnell dazu, dass viele ungesunde Genussmittel ihren Reiz verlieren. Geschmack ist ja nicht in einer Nahrung an sich vorhanden, sondern eine Reaktion unseres Gehirns auf Nahrung. Besonders Zucker und Kaffee werden nach einigen Wochen täglicher grüner Smoothies weniger reizvoll, und so kann man sich auf elegante Art und ohne Willenskraft von hartnäckigen Gewohnheiten lösen, die der Gesundheit abträglich sind.

## Rohe gesättigte Fette

Nachdem in den letzten zehn Jahren viele Informationen über die Wichtigkeit der mehrfach ungesättigten Omega-3- und Omega-6-Fettsäuren verbreitet wurden, ist es mir ein Anliegen, auf die Bedeutung roher gesättigter Fette in der Ernährung hinzuweisen. Menschliche Muttermilch enthält überwiegend gesättigte Fettsäuren und einen kleinen, wichtigen Anteil mehrfach ungesättigter Fette. Gesunde Naturvölker, wie die bulgarischen oder kaukasischen Bergbewohner, die bis ins hohe Alter eine robuste Gesundheit haben, ernähren sich mit reichlich Rohmilchbutter und anderen Fettquellen, die viel gesättigte und nur wenig mehrfach ungesättigte Fettsäuren aufweisen. Gesättigte Fettsäuren wie Laurinsäure spielen eine wichtige Rolle für das Immunsystem. Ein Übergewicht von ungesättigten Fettsäuren, wie es in den meisten pflanzlichen Ölen vorkommt, führt auf Dauer dazu, dass der Körper dehydriert. Wasser zu trinken ist nicht ausreichend, um auch die Zellen mit Wasser zu versorgen. Wie auch beim Sauerstoff ist in puncto Wasser häufig eine »Viel hilft viel«-Mentalität anzutreffen. Eine Ernährung mit einem Schwerpunkt auf rohen gesättigten Fettsäuren führt in kurzer Zeit zu einer spürbar besseren zellulären Versorgung mit Wasser. Ein bestimmtes unangenehmes Durstgefühl tritt nicht mehr auf, die Schleimhäute sind besser durchfeuchtet und man fühlt sich mit geringeren Trinkmengen bestens versorgt.

Exzellente Quellen für rohe gesättigte Fette sind die aus erntefrischen Kokosnüssen verarbeiteten Kokosmuse oder Kokosöle. Ich empfehle die Produkte der Firma *Dr. Görg*, da sie wirklich aus frischen Kokosnüssen und nicht, wie meistens üblich, aus alten Kokoschips hergestellt werden.

Eine andere hervorragende Quelle gesunder Fette ist Rohmilchbutter, also eine Butter aus unpasteurisiertem Rahm, die es wegen gesetzlicher Bestimmungen nicht im normalen Handel gibt (mit Ausnahme mancher Delikatessengeschäfte). Es gibt aber einige Bio-Bauern, die auf ihrem Hof oder auf Märkten Rohmilchbutter anbieten. Rohmilchbutter enthält besondere Enzyme, die für die Gehirnfunktion sehr wertvoll sind. Ideal wäre es, sowohl Kokosmus oder Kokosöl wie auch Rohmilchbutter regelmäßig zu genießen.

Für eine gesunde Atmung ist es besonders wichtig, Trans-Fettsäuren zu vermeiden. Dabei handelt es sich um strukturell veränderte Fettsäuren, die den Stoffwechsel vor unlösbare Probleme stellen und sich massiv schädigend auf die Sauerstoffnutzung des Körpers auswirken. Trans-Fettsäuren sind in praktisch allen konventionellen Fertigprodukten, die pflanzliches Fett enthalten, in Margarine, Fast-Food-Gerichten und zum Teil auch in konventionellen Ölen enthalten. Fette in Bio-Qualität sind frei von Trans-Fettsäuren. Wer die eigene Fettzufuhr eine Weile bewusst auf rohe gesättigte Fette umstellt, wird auch die Lust auf extrem schädliche Fette wie in konventionellen Chips, Pommes frites et cetera verlieren. Fast alle Menschen haben einen chronischen Fetthunger, weil ihnen rohe gesättigte Fette fehlen, und suchen unbewusst nach den richtigen Fetten in den falschen Nahrungsmitteln. Rohe gesättigte Fette geben dem Körper, was er wirklich braucht, und lösen damit das Problem der Lust auf fettreiche, ungesunde Nahrung auf elegante Weise.

### »Happy Brain« – Nahrungsergänzung für die Lebensenergie des Gehirns

»Happy Brain« ist eine energetisierte Nahrungsergänzung in zwei Variationen: *Happy Brain Sun* für den Tag und *Happy Brain Moon* für einen erholsamen Schlaf. Unsere moderne Nahrung, auch wenn sie aus Bio-Nahrungsmitteln besteht und durch Wildpflanzen ergänzt wird, liefert uns nicht die volle Lebensenergie, die wir im Idealfall bekommen sollten. Hybrid-Saatgut und Düngung sind leider auch in der biologischen Landwirtschaft verbreitet. Zudem wirken heutzutage viele Faktoren im elektrischen und magnetischen Bereich auf uns ein, die unsere Lebensenergie beeinträchtigen. »Happy Brain« durchläuft in der Herstellung einen zweifachen Energetisierungsprozess, der die Konzentration an Biophotonen um das Tausendfache erhöht, und das Produkt durch Skalarwellen energetisch abrundet, sodass die Wirkung der enthaltenen Zutaten optimal genutzt werden kann.

■ *Happy Brain Sun* enthält Mineralstoffe und Kräuter, die das Nieren-*Qi* erheblich stärken und den Mitochondrien Unterstützung für eine konstante Energieproduktion geben. Es fördert die Regeneration der Zellen und den Abbau freier Radikale.

■ *Happy Brain Moon* fördert besonders eine gesunde körpereigene Produktion an Melatonin und Serotonin für einen wirklich regenerativen Schlaf.

Beide Produkte machen den Körper wesentlich robuster in der Fähigkeit, die Auswirkungen von Elektrosmog zu kompensieren.

# Wie unsere Körperhaltung und Stress den Atem beeinflussen

Was die Körperhaltung angeht, so sind in unserer heutigen Kultur fast alle Menschen nachlässig – ich muss mich auch manchmal daran erinnern, nicht aus Nachlässigkeit zu sehr im Sitzen oder Lümmeln zusammenzusinken. Der Atem fließt nicht frei, wenn wir uns zum Beispiel beim Essen an den Tisch setzen, als würden wir Quasimodo imitieren. Am Arbeitsplatz ist eine gute Sitzhaltung nicht nur für die Atmung wichtig, sondern auch für unsere mentale Wachheit. Wer beim Sitzen Rückenschmerzen oder Verspannungen irgendeiner Art erlebt, könnte von einer Rückenschule sehr profitieren. Unter dem Begriff »Rückenschule« oder »Wirbelsäulengymnastik« findet man überall entsprechende Kurse, die von Krankenkassen übernommen werden.

In Stresssituationen kann es leicht dazu kommen, dass wir unruhig in den Brustkorb atmen und die Bauchatmung dadurch gehemmt ist. Achten Sie in der Umstellungszeit besonders darauf, die Atmung auch in angespannten Situationen wieder in den Bauch fließen zu lassen. Die Umkehrung ist gut geeignet, um kurzfristig Stress zu reduzieren.

## Atmung und Luftqualität

Wenn Sie Interesse haben, in die Befreite Atmung hineinzufinden, ist es ratsam, sich mit der Qualität der Luft zu befassen, die Sie atmen. Manche Dinge können wir in unserer hypermodernen Welt nicht verändern, aber generell unterschätzen viele Menschen ihre Möglichkeiten, ihr Umfeld positiv zu beeinflussen.

Zunächst ist die Befreite Atmung ebenso wie andere Atemmethoden, die chronische Hyperventilation effektiv beenden, eine hervorragende Maßnahme, um die körperlichen Folgen von Luftverschmutzung zu reduzieren. Wer weniger Luft einatmet, nimmt auch weniger Schadstoffe auf. Bewegen wir uns in verschmutzter Luft, so werden wir mit unserem Körper zum Filter. Der unwillkürliche Drang, flach zu atmen, wenn die Luft riechbar verschmutzt ist, sollte wohl jedem bekannt sein. Wer chronisch hyperventiliert, ist in schlechterer Luft auch schlechter dran und muss mehr Schadstoffe im eigenen Körper filtern. Ich bin immer wieder froh um meine ökonomische Atmung und natürlichen EPs, wenn ich mich in verschmutzten Städten aufhalte. Vor vielen Jahren war ich bei einer Gruppenreise in China der einzige Westler, der keine Atemprobleme in Bejing bekam – wer einmal den nebelartigen Dauersmog in Chinas Großstädten erlebt hat, der weiß, was ich meine.

Dennoch ist es sinnvoll, die Luftqualität in dem Ausmaß zu verbessern, das uns möglich ist. Im Folgenden dazu ein paar Anregungen.

## IONISIERTE LUFT UND SALZLAMPEN

Ausgesprochen gut riecht Luft nach einem heftigen Regen oder in der Nähe von Wasserfällen. Das hat vor allem mit ihrer hohen Konzentration an negativ geladenen Ionen zu tun. Positiv geladene Ionen in der Luft wirken negativ auf lebende Organismen, und umgekehrt ... also, es sind die negativen Ionen, die wir vermehren wollen. Sie fangen in unseren Lungen freie Radikale ab, sind also eingeatmete Antioxidantien. Sie bereichern unseren Körper mit ihren freien Elektronen (negative Ladung bedeutet einen Überschuss an Elektronen). Schmerz, Entzündungen und andere pathologische Veränderungen gehen immer mit Elektronenmangel in den betroffenen Körperarealen einher.

Aber die vielen technischen Geräte unserer modernen Welt erzeugen ständig positiv geladene Ionen und Abgase von Autos ebenfalls. Wir tun also gut daran, einen Ausgleich zu schaffen, wenn unser Haus oder unsere Wohnung nicht an einem idyllischen Platz in den Bergen unmittelbar am nächsten Wasserfall liegt. Um Raumluft negativ zu ionisieren, sind meiner Ansicht nach Salzlampen besonders geeignet. Aufenthalte in Salzstollen sind für ihre regenerative Wirkung seit langer Zeit bekannt. Nicht nur Erkrankungen der Atemwege werden im Salzstollen gebessert, auch Schmerz- und Krankheitssymptome nehmen durch solche Kuren oft ab. Zwar können wir uns zu Hause keinen kompletten Salzstollen einrichten, mit ein paar Salzlampen können wir aber schon viel bewirken. Vor einigen Jahren bin ich der Aussage der Anbieter von Salzlampen einmal nachgegangen und habe eigene Messungen durchgeführt. Das Ergebnis war durchweg positiv, Salzlampen sind wirklich ausgesprochen effektiv in der Erzeugung negativer Ionen.

Ich persönlich ziehe die Salzlampen den technischen Geräten zur Erzeugung von negativen Ionen vor. Ein beliebtes Argument für solche Geräte besteht in ihrer Wirksamkeit, schlechte Gerüche und Luftschadstoffe zu neutralisieren. Alle negativen Ionen, ganz gleich aus welcher Quelle, binden Staubpartikel und machen diese schwerer, sodass sie zu Boden sinken. Viele Luftschadstoffe, die auch schlechte Gerüche mit sich bringen, werden aber nicht durch Ionen beeinflusst. Wenn Geräte diese tatsächlich neutralisieren, dann durch die Abgabe von Ozon. Allerdings sind manchmal die geruchsneutralen Spaltprodukte, die durch das Aufeinandertreffen zum Beispiel von Zigarettenrauch und Ozon entstehen, so schädlich wie die schlecht riechende Substanz. Zuweilen können solche Spaltprodukte sogar noch schädlicher sein als ihr Ausgangsmaterial. Ozon selbst ist auch nicht unproblematisch. Luftwäscher, die Raumluft durch Wasser ziehen und dadurch reinigen, sind den elektrischen Ionen- und Ozon-Erzeugern auf jeden Fall vorzuziehen. Salzlampen – als natürliche Quelle negativer Ionen ohne unerwünschte Ozon-Produktion – sind eine wunderbare Bereicherung für ein gesundes Raumklima.

## THERAPEUTISCHE SALZSTOLLEN

In manchen ehemaligen Salzbergwerken werden seit vielen Jahren Kuraufenthalte angeboten, bei denen man über ein bis zwei Wochen täglich längere Zeit in einem Salzstollen verbringt. Was ursprünglich als Kur für Menschen mit Atemproblemen gedacht war, hat sich auch als effektiv für die Gesundheit ganz allgemein erwiesen. So haben beispielsweise viele Menschen durch solche Salzstollen-Kuren eine Besserung von rheumatischen Schmerzen und chronischen Entzündungen erfahren. Dies ist nicht weiter verwunderlich, wenn wir die Erkenntnisse der modernen Biophysik aufgreifen. Bereiche des Körpers, in denen entzündliche Prozesse oder chronische Schmerzen auftreten, sind immer Bereiche mit Elektronenmangel. Das vermehrte Einatmen negativer Ionen ist eine effektive Zufuhr von Elektronen. (Übrigens: Barfußlaufen auf natürlicher Erde und elektrisch hochwertige rohe Nahrung, wie grüne Smoothies, Wildkräuter oder »Happy Brain«, sind ebenfalls hocheffektiv, um Elektronenmangel auszugleichen.)

Nun gibt es seit einiger Zeit eine Weiterentwicklung der therapeutischen Anwendung von Salzstollen. Ich lernte diese Technologie vor einigen Jahren bei einem Urlaub im Kurstädtchen Bad Kissingen kennen. Künstlich angelegte Salzstollen, bei denen man einen Raum massiv mit Steinsalz auskleidet, waren mir nicht neu. In diesem Salzstollen jedoch kommt eine Technologie zum Einsatz, die Salz als feinstes Aerosol in Luft gibt, mit einer Partikelgröße von ein bis fünf Mikrometern. Diese Partikelgröße unterscheidet sich in der Wirkung wesentlich von den Aerosolen, die mit anderen Technologien, Zerstäubern et cetera bislang erzielt wurden. Ein Aufenthalt in einem solchen Salzstollen hat eine tief greifende Wirkung, weil die heilsamen Salzpartikel mit ihrer negativen Ionisierung wirklich bis in die Lungen vordringen. Die

Konzentration von mehr als drei Milligramm pro Kubikmeter Luft übertrifft dabei die beste Meeresluft. Hier besteht eine echte Verbesserung der bislang angewandten Methoden in künstlich angelegten Salzstollen. Aufgrund der technologischen Verbesserung in der Verkleinerung von Salzpartikeln sind nun keine stundenlangen Aufenthalte mehr nötig, die in natürlichen Salzstollen ohne Salzaerosol-Produktion notwendig waren, um tiefe Wirkungen zu erzielen. Eine Sitzung in einem solchen Stollen dauert 45 Minuten und ist eine absolute Wohltat für Körper und Geist.

Ich hoffe, dass sich diese neue Technologie noch weit ausbreiten wird und an vielen Orten solche Salzstollen eröffnet werden. Die Wirkung auf das Wohlbefinden und die Linderung von Erkrankungen der Atemwege und entzündlichen Stoffwechsellagen, die durch regelmäßige Anwendungen erzielt werden können, sind beeindruckend. Auch das regenerative Potenzial dieser Salzstollen ist immens. Für mich ist ein Besuch in diesem Salzstollen immer wieder ein wunderbares Erlebnis tiefer Erholung und Balance des Körpers und der Lebensenergien.

## FEINSTAUB AUS DEM TONER

In einem Büro mit Laserdruckern kann es Feinstaubbelastungen geben, die über dem liegen, was in verkehrsreichen Innenstädten unmittelbar in Straßennähe nachgewiesen werden kann. Wer im Büro oder zu Hause Toner verwendet, sollte sich mit den entsprechenden Filtertechnologien befassen, um den richtigen Filter für den eigenen Toner zu finden. Wer Angestellte in einem mit Laserdruckern ausgestatteten Büro beschäftigt, sollte auf jeden Fall darauf achten, dass Filter eingebaut und die Räume gut gelüftet werden. Viele Menschen berichten heutzutage glaubwürdig, dass

Toner bei ihnen zu chronischen Erkrankungen geführt hat, was angesichts der nachgewiesenen Konzentrationen von Feinstaub, die diese Geräte emittieren, kein Wunder ist.

## IST RAUCHEN WIRKLICH EINE SUCHT?

*»Sich das Rauchen abzugewöhnen ist das Leichteste auf der Welt. Ich habe es schon tausendmal gemacht.«*

Die von Mark Twain so treffend und humorvoll beschriebene Schwierigkeit, mit dem Rauchen endgültig Schluss zu machen – trotz allen Wissens über geschwärzte Lungen, Krebsrisiko und verkürzte Lebenserwartung –, führt dazu, dass beim Rauchen von »Sucht« gesprochen wird. Ich stimme dieser Einschätzung nicht zu.

Ein guter Freund von mir war Kellner, als Rauchen in Restaurants noch erlaubt war. Diverse Untersuchungen, die ja maßgeblich zum Rauchverbot in der Gastronomie beitrugen, haben über die Jahre aufgezeigt, dass ein Gastwirt oder Kellner an einem Arbeitstag allein durch passivrauchen die gleiche Menge Rauch einatmen kann, die ein Raucher mit einer Schachtel Zigaretten zu sich nimmt. Mein Freund gab schließlich das Kellnern auf, weil ihn als sportlichen und gesundheitsbewussten Nichtraucher das Passivrauchen erheblich störte. Als er dem Rauch und Nikotin nicht länger ausgesetzt war, hatte er nicht die geringsten Entzugserscheinungen. Mir ist auch kein einziger Fall bekannt, in dem passivrauchen zu einer körperlichen Abhängigkeit geführt hat. Wenn nun aber eine Substanz in Zigaretten eine körperliche Sucht erzeugt, könnte passivrauchen genauso zur Sucht und zu Entzugserscheinungen führen, wie das Rauchen aus eigenem Antrieb. Wenn man einem Menschen ohne psychologische Neigung zum Alkoholismus täglich eine steigende Menge Alkohol direkt verabreicht, bis das tägliche Level einer Flasche Schnaps entspricht und damit vielleicht drei bis vier Jahre fortfährt, wird dieser Mensch körperlich Alkoholiker sein. Ein Absetzen des Alkohols würde mit sehr großer Wahrscheinlichkeit zu erheblichen Entzugserscheinungen führen. Ein solcher körperlicher Suchtmechanismus führt ja auch zu einer körperlichen Abhängigkeit bei manchen Substanzen, die aus medizinischen Gründen verschrieben werden. Man gebe einem Menschen ohne Suchtverhalten lange genug bestimmte Opiate, Schmerzmittel, Aufputschmittel und es wird eine körperliche Abhängigkeit entstehen. Dies ist beim Rauchen nicht der Fall. Nichtrauchende Ehepartner von Kettenrauchern können sich scheiden lassen, in ein neues rauchfreies Heim ziehen und Entzugserscheinungen bleiben aus. Zigarettenrauch einfach nur einzuatmen macht nicht süchtig.

## Rauchen als Konditionierung

Psychologische Konditionierungen können sehr hartnäckig sein, daher ist es verständlich, wenn sie mit körperlichen Süchten verwechselt werden. Wird jedoch ein Verhalten wie das Rauchen korrekt als psychologische Konditionierung verstanden, wird es auch leichter, wirksame Ansätze zur Beendigung des Rauchens zu finden. Körperliche Sucht und Rauchen unterscheiden sich unter anderem durch die folgenden Punkte:

■ **Babys von rauchenden Müttern sind nicht nikotinsüchtig.** Natürlich richtet das Rauchen in der Schwangerschaft verheerende Schäden an und eine schwangere Frau sollte unbedingt auf das Rauchen verzichten. Die Entwicklung von Gehirn und Nervensystem des Embryos wird durch Rauchen in der Schwangerschaft maßgeblich beeinträchtigt. Aber auf diese Weise geschädigte Babys sind nicht nikotinsüchtig. Nimmt die Mutter in der Schwangerschaft dagegen Heroin, so besteht beim Neugeborenen eine reale körperliche Abhängigkeit von dieser Substanz, mit entsprechenden Entzugserscheinungen.

■ **Kein Raucher wacht in der Nacht mit Suchtdrang auf.** Im Schlaf sind die psychologischen Faktoren, die das Rauchen bewirken, nicht aktiv. Weil es keinen körperlichen Suchtdrang gibt, wacht auch ein Kettenraucher nicht in der Nacht auf, um zu rauchen. Starke Alkoholiker und Heroinabhängige dagegen müssen abends trinken bzw. Heroin spritzen, um nicht nachts mit Entzugserscheinungen aufzuwachen. Wenn starke Raucher mal einige Tage auf die Zigaretten verzichten, wachen sie nicht nachts mit Entzugserscheinungen auf, was bei einem Drogen- oder Alkoholentzug aber oft geschieht.

■ **Rauchentzug führt zu psychologischer Unruhe, nicht zu chaotischen Körperreaktionen.** Wer mit Willenskraft das Rauchen aufgibt (eines von tausend Malen, frei nach Mark Twain), erlebt vielleicht Unruhe, ein Verlustgefühl, stärkeren Drang zu essen (vor allem von Süßigkeiten), einen Kampf mit dem inneren Schweinehund. Was aber auch bei einem Kettenraucher nicht auftritt, sind die massiven körperlichen Symptome eines Entzugs, wie sie bei Drogensüchtigen auftreten. Eine körperliche Sucht ist dadurch charakterisiert, dass von außen zugeführte Substanzen so stark in physiologische Regulationen eingreifen, dass der Körper von dieser Fremdregulation irgendwann bestimmt wird. Bei einer Sucht nach Opiaten wie Heroin werden die körpereigenen Opiate irgendwann nicht mehr ausreichend produziert und bei einem Entzug geraten dann autonome Körperfunktionen wie Herzschlag, Verdauung, Schweißabsonderung völlig außer Kontrolle. Ähnlich geht es Alkoholikern am Beginn eines Entzugs. Doch selbst starke Raucher können bei einem Entzug, trotz der psychischen Unruhe, schon nach kurzer Zeit sogar eine leichte Besserung ihres körperlichen Befindens feststellen. Ich habe immer wieder Raucher getroffen, die sich nach ein paar Tagen Zigarettenabstinenz körperlich besser fühlten, Erleichterung in den Bronchien verspürten, weniger husteten und mehr Energie hatten. Trotzdem begannen sie oft wieder zu rauchen, obwohl sie spüren konnten, dass es ihnen ohne Zigaretten körperlich besser ging. Dies entspricht den Schwierigkeiten, eine psychologische Konditionierung loszuwerden, nicht aber dem, was ein körperlich süchtiger Mensch erlebt. Wer körperlich süchtig ist, geht beim Entzug auch durch eine körperliche Leidenszeit.

■ **Eine Erfolgreiche Suchttherapie erfordert zunächst den körperlichen Entzug, bevor die Behandlung und Heilung der psychologischen Komponente der Sucht möglich sind.** Dieser Punkt schließt sich dem vorherigen nahtlos an. Ein körperlich süchtiger Mensch ist unter dem Einfluss des Suchtmittels nicht wirklich therapierbar. Erst der körperliche Entzug, dann die tiefere Arbeit, so ist die bekannte und notwendige Reihenfolge der Suchtbehandlung. Für Raucher ist ein solches Vorgehen nicht notwendig. Wenn die psychologische Ursache des Rauchens wirklich erkannt ist, wirkt sie nicht mehr wie ein unbewusster Reflex, der das Verhalten in Richtung rauchen steuert, obwohl es vielleicht entgegengesetzte Absichten gibt. Dann hören viele Raucher spontan mit dem Rauchen auf, ohne Entzugserscheinungen oder psychische Unruhe.

- **Ein »geheilter« Raucher kann eventuell kontrolliert rauchen.** Kein trockener Alkoholiker kann auch nur ein scheinbar harmloses Glas Bier trinken. Jede noch so kleine Menge Alkohol führt bei einem Alkoholiker mit sehr großer Wahrscheinlichkeit zu einem unkontrollierbaren Rückfall. Gleiches gilt für Heroin, Kokain und andere körperliche Süchte. Einem ehemaligen Raucher, der von der reflexartigen psychologischen Konditionierung des Rauchens befreit ist, kann es jedoch möglich sein, alle paar Monate oder Jahre in einem sozialen Kontext eine Zigarette zu rauchen, ohne das Rauchen als Gewohnheit wieder aufzunehmen. Natürlich funktioniert das nur, wenn die psychologische Konditionierung wirklich durchschaut und erlöst ist, ansonsten werden viele Raucher wieder rückfällig. Aber diese Rückfälligkeit hat eben nicht die physiologische Komponente, wie sie beim Alkoholismus oder der Drogensucht greift. Ein erfolgreicher Ex-Raucher kann sich auch dem Passivrauchen aussetzen, ohne irgendeinen Suchtdrang zu verspüren.

Dieser letzte Punkt ist entscheidend. In der Praxis ist es tatsächlich möglich, dass durch einen Erkenntnisprozess mithilfe einer Hypnosesitzung das unbewusste, reflexhafte Verhalten des Rauchens einfach aufhört. Auf der Basis der Erkenntnis, dass Rauchen eine psychologische Konditionierung ist, gibt es mittlerweile effektive Ansätze, die Rauchern zu einem erfolgreichen Dasein als Nichtraucher verhelfen können, ohne dass auf Dauer Willenskraft aufgebracht werden muss. Eine solche Methode wurde von Andreas Winter entwickelt. Ich habe diese Methode schon einigen meiner Klienten, die vom Rauchen einfach nicht loskamen, empfohlen, bislang wurden sie alle Nichtraucher. Andreas Winter geht davon aus, dass ein Verstehen der psychologischen Konditionierung der Schlüssel zum Erfolg ist. Warum habe ich das erste Mal geraucht und warum rauche ich heute noch? Wenn diese Fragen wirklich durch eigene Erkenntnis beantwortet sind, greifen diese Gründe offenbar nicht mehr auf dieselbe automatisierte Weise im Verhalten des Menschen.

Hypnose spielt in diesem Erkenntnisprozess eine wichtige Rolle, wird aber anders eingesetzt als in anderen Methoden der Raucherentwöhnung. Sie hat nichts gemeinsam mit dem Suggerieren von Aversion in einer Hypnosesitzung, wie es mit sehr unguten Folgen in der Vergangenheit praktiziert wurde. Wird in Hypnose Übelkeit als Reaktion auf Zigaretten suggeriert, haben manche Menschen, die sich so vielleicht zunächst das Rauchen abgewöhnt haben, dann auch extreme Übelkeit erlebt, wenn sie einfach an einem Raucher vorbeigingen – nicht gerade eine echte Lösung. Die Methode von Andreas Winter, die er »*PowerScout*-Methode« nennt, verfolgt einen genial einfachen Ansatz: Bewusst gemachte psychologische Gründe sind nicht mehr unbewusste Motoren für ein unerwünschtes Verhalten. Dabei ist es wichtig, dass man ganz individuell die eigenen Antworten auf die Frage nach dem Warum hinter dem Verhalten des Rauchens findet. Allgemeine Erklärungen wie Defizite aus der oralen Phase oder Gruppenzwang in der Pubertät reichen nicht aus.

Nun gibt es sicher keine singuläre Methode, die immer und bei jedem Menschen funktioniert. Und die wirkliche Bereitschaft zur Veränderung kann auch keine Methode per se liefern. Dennoch kann ein Ansatz, der das psychologische Verstehen zum Ziel hat, ausgesprochen hilfreich sein, wenn es darum geht, wirklich frei vom unbewusst gesteuerten Rauchen zu sein.

Wer sich für Befreite Atmung interessiert und noch raucht, sollte in den drei Monaten der Umstellung definitiv mit dem Rauchen aufhören. Die Befreite Atmung kann den Atemreflex grundlegend von Unbewusstheit und chronischer Hyperfunktion befreien. Rauchen als eine massiv die Atemwege und Lungen schädigende Gewohnheit, die sich des Atmens bedient, um psychologische Unruhe zu vermeiden, ist dabei ein Hindernis, das nicht umgangen werden kann.

## AUF EINEN BLICK:
## IN DREI MONATEN ZUR BEFREITEN ATMUNG

▶ Machen Sie die beiden empfohlenen Atemtests.

▶ Üben Sie die Umkehrung und EP morgens im Bett direkt nach dem Aufwachen.

▶ Üben Sie die Umkehrung und EP tagsüber mindestens einmal für eine längere Zeit.

▶ Erinnern Sie sich tagsüber spielerisch an die Umkehrung.

▶ Üben Sie die Umkehrung abends direkt vor dem Einschlafen.

▶ Achten Sie auf natürliche Ernährung, vermeiden Sie übermäßiges Essen.

▶ Wenn Sie Ihre Luftqualität verbessern können, tun Sie das.

▶ Haben Sie Spaß bei dieser Erforschung der Befreiten Atmung, und gehen Sie gütig und spielerisch mit sich selbst um. ∎

# 6

# Geheimnisse des langen und kraftvollen Atems

Wenn Sie in den drei Monaten Verbesserungen erzielt haben, können Sie natürlich einfach mit der Befreiten Atmung weitermachen wie bisher und die Resultate genießen. Sie können aber auch weitere Methoden kennenlernen, die den Effekt der Befreiten Atmung verstärken. Im Folgenden stelle ich Ihnen zwei Ansätze vor, durch die Sie innerhalb eines Jahres erstaunliche Resultate in Bezug auf Atemlänge und Atemkraft und die damit einhergehenden Verbesserungen Ihres körperlichen und energetischen Zustands erzielen können.

# Die Frolov-Methode und die Qi-Power-Atmung

Die Frolov-Methode ist eine der beiden wesentlichen Methoden, die die Wirkungen der Befreiten Atmung vertiefen helfen. Die andere empfohlene Methode ist die Qi-Power-Atmung. Mit welcher der beiden sollte man nun nach der dreimonatigen Umstellung fortfahren? Wenn Sie über ausreichend Zeit verfügen, gehen im Prinzip sogar beide. Wenn Sie sich für eine der beiden Methoden entscheiden wollen, empfehle ich im Allgemeinen, für etwa sechs Monate die Frolov-Methode und danach die Qi-Power-Atmung anzuwenden.

Die Frolov-Methode entspannt Hyperventilationsmuster über die anfänglichen Wirkungen der Befreiten Atmung hinaus. Sie wirkt unmittelbar entspannend und je nach Ausgangszustand auch leicht belebend. Die Qi-Power-Atmung baut sehr kraftvoll Qi (Lebensenergie) im Bauch auf, das sich dann im Körper verteilen kann. Sie stärkt die inneren Organe und gleicht die fünf Elemente nach der Chinesischen Medizin aus. Wenn wir zunächst Hyperventilation sehr gründlich aus unserer Atmung entfernt haben und anschließend Energie und Kraft aufbauen, kann dies ein nahezu idealer Weg zu einer optimalen Leben spendenden Atmung sein.

## DIE FROLOV-METHODE – DER EFFEKTIVSTE WEG ZUM LANGEN ATEM

Vladimir Frolov (1938–2009) war ein russischer Wissenschaftler, der schwere Gesundheitsprobleme hatte und deshalb die Atemmethode nach Bouteyko erlernte. Obwohl sich sein Gesundheitszustand verbesserte, war er unzufrieden damit, dass man diese Methode von einem ausgebildeten Spezialisten erlernen musste. Als technisch versierter Erfinder mit sechs Patenten dachte er über ein Gerät zur Unterstützung der gesunden Atemfunktion nach. Das Ergebnis war ein sehr schlichter Becher mit einem Schlauch und Mundstück. Der Becher wird mit einer bestimmten Menge Wasser gefüllt und die Atmung gegen den Widerstand des Wassers durchgeführt, wobei kurz eingeatmet und im Laufe der Zeit immer länger ausgeatmet wird. Diese Art der Atmung vereint die positiven Wirkungen der Hyperkapnie und der Hypoxie. Besonders bemerkenswert ist die Ausdehnung der Ausatmung, die mit dieser Methode auf natürliche Weise entsteht. Ich lernte die Atemmethode nach Frolov 2001 kennen und übte mich täglich für etwa 20 bis 25 Minuten darin. Nach sechs Monaten waren meine Atemzyklen über 50 Sekunden lang, ich atmete also zwei bis drei Sekunden ein und dann 48 bis 55 Sekunden aus, ohne jede Anstrengung oder Atemnot. Solche Zyklen sind bei regelmäßigem Üben der Methode normal. Auch wenn man irgendwann nicht mehr mit dem Gerät praktiziert, bleibt dem Körper eine lange Ausatmung erhalten. Das Üben hat fast immer einen sehr angenehm entspannenden Effekt. Viele Meditationslehren weisen darauf hin, dass der Geist ruhig wird, wenn der Atem ruhig ist. Kaum eine Meditationstechnik führt zu einem derart langsamen Atemrhythmus wie die Methode nach Frolov.

Frolov selbst sprach davon, dass ab einer Dauer von 65 bis 70 Sekunden körpereigene Gase produziert werden und eine Art Umstellung des Stoffwechsels stattfindet. Bei einer solchen Länge des Atemzyklus werden mehr Gase ausgeatmet, als eingeatmet wurden. Dieses Phänomen ist noch nicht vollständig wissenschaftlich geklärt, aber Frolov konnte bei diesen langen Atemzyklen eine erheblich verbesserte Nutzung des Zellsauerstoffs nachweisen. Nach meiner Erfahrung erreicht aber nicht jeder diese Atemzykluslänge mit der Methode Frolovs. Ein Atemzyklus von 35 bis 40 Sekunden ist offenbar für fast alle Menschen erreichbar, die eine Weile mit der Frolov-Methode arbeiten. Diese Ausdehnung der Atmung hat viele positive Effekte. Zum einen reduziert sie die Produktion von freien Radikalen im Stoffwechsel. Frolov konnte zum anderen nachweisen, dass die bioelektrische Energie der Nieren schon nach wenigen Minuten des Übens mit dem Gerät zunimmt. Generell habe ich als Rückmeldung sehr häufig gehört, dass diese Atemmethode als tief entspannend und regenerierend erlebt wird. Muster der Hyperventilation beruhigen sich und die Atemtests, die auf Seite 60 vorgestellt wurden, zeigen deutlich bessere Ergebnisse. Der wünschenswerte Rhythmus von vier bis sechs Atemzyklen pro Minute im Ruhezustand wurde bei meinen Klienten bisher immer erreicht, wenn sie einige Monate mit der Atemmethode nach Frolov gearbeitet und gleichzeitig ihre Ernährung nach den Richtlinien der Befreiten Ernährung gestaltet hatten.

Wenn ich hier von einer »Frolov-Methode« spreche, so ist dies kein offizieller Begriff. Frolov selbst bezeichnete in seinem Buch die Atmung, die durch seinen Ansatz erzielt wird, als »endogene Atmung«. Da aber der Begriff »endogen« in der Medizin anderweitig besetzt ist, wird auch der Begriff »Atmosana-Atmung« verwendet.

Wenn Sie das Gerät für die Frolov-Atmung besitzen und loslegen wollen, erinnern Sie sich daran: Auch bei dieser Atmung ist die Umkehrung ausgesprochen wertvoll. Eine ideale Übungssequenz besteht in dieser Phase aus der Frolov-Atmung, gefolgt von stillem Sitzen mit der Befreiten Atmung, wie Sie es bereits kennen. Durch die Frolov-Atmung als Einstieg wird die Atemfrequenz natürlicherweise reduziert sein. So können Sie dann eine tägliche Atemmeditation genießen, die zwei sehr wirksame Ansätze kombiniert.

## DIE QI-POWER-ATMUNG –
## TIEFATMUNG AUF GESUNDER BASIS

Die Befreite Atmung greift die sehr wertvollen Erkenntnisse von Bouteyko, Strelkov, Frolov und anderen Atemforschern über den großen Wert einer Atemreduktion auf. Solange Muster chronischer Hyperventilation bestehen, sind auch gut konzipierte Methoden der Tiefatmung nicht unbedingt sinnvoll, da sie die Hyperventilation weiter verstärken können. Doch wenn einmal eine Basis dafür gelegt wurde, die Atmung von Hyperventilation zu befreien, kann gezielte Tiefatmung sehr effektiv genutzt werden, um *Qi* oder *Prana*, also pure Lebensenergie im Körper zu stärken und zu sammeln. Wenn Sie die drei Monate der Umstellung auf die Befreite Atmung durchlaufen haben, sind Sie wahrscheinlich weitgehend von Hyperventilation befreit. Falls Sie anschließend die empfohlenen sechs Monate mit der Atemmethode nach Frolov experimentiert haben, verfügen Sie über eine ausgezeichnete Grundlage, um die positiven Wirkungen der Tiefatmung nutzen zu können.

Die Qi-Power-Atmung ist eine Variation der Befreiten Atmung, deren Grundidee sich in alten chinesischen Kampfkunstsystemen ebenso findet wie in der Atemschulung nach Ilse Middendorf (1910–2009) oder in den Methoden des großartigen US-amerikanischen Atemlehrers Michael Grant White. Eine Atmung gegen einen mechanischen Widerstand kann die Muskulatur des Zwerchfells und die zur Atmung gehörende Lebenskraft, *Qi* oder *Prana*, erheblich stärken. Der Widerstand muss dabei so dosiert werden, dass eine Herausforderung an die Kraft des Zwerchfells besteht, ohne dass die Atmung dabei verkrampft. Die Krönung der Befreiten Atmung ist die Löwenatmung, eine Weiterentwicklung der Qi-Power-Atmung.

## Qi-Power-Atmung in der Praxis

Zunächst einmal benötigen Sie einen Kissenbezug oder einen Stoffbeutel, der mit Getreide oder Bohnen gefüllt wird. Das Gewicht kann für den Anfang zwei Kilogramm betragen. Allerdings sollten Sie prüfen, ob dieses Gewicht für Sie angemessen ist. Dazu gleich mehr. Außerdem ist eine bequeme Unterlage zum Liegen auf dem Rücken wichtig, eine Yogamatte ist sehr gut geeignet.

Legen Sie sich mit gestreckten Beinen auf den Rücken, und platzieren Sie das Gewicht auf Ihrem Bauch. Achten Sie darauf, dass Nacken und Knie entspannt sind – nutzen Sie eventuell Kissen oder dergleichen zur Unterstützung. Legen Sie die Arme seitlich neben sich, halten Sie die Hände offen und entspannt. Schließen Sie die Augen, und lassen Sie diese bis zum Ende der Übung geschlossen. Atmen Sie nun tief ein und aus und spüren Sie, wie die Bauchdecke das Gewicht beim Einatmen hebt und wie es dann mit dem Ausatmen wieder nach unten sinkt. Atmen Sie so langsam wie möglich, ohne dabei in Atemnot zu geraten.

Bitte beachten Sie Folgendes:

- Wenden Sie auch bei der Qi-Power-Atmung die Umkehrung an. Da Sie inzwischen die Umkehrung reichlich geübt haben, sollte es nun leicht möglich sein, sie auch in eine gezielte Tiefatmung einzubauen.

- Der einzige Körperbereich, in dem Kraft angewendet wird, sollte der Bauch sein. Gehen Sie auf gar keinen Fall ins Hohlkreuz, um das Gewicht nach oben zu drücken.

- Beim Einatmen sollte sich der untere Rücken etwa auf Höhe der Nieren zum Boden hin bewegen. Durch die natürliche Wirbelsäulenkrümmung ist dieser Bereich ja normalerweise in der Rückenlage etwas angehoben. Wenn Sie fühlen können, wie der Nierenbereich bei der Einatmung nach unten sinkt, ist das ein guter Schritt zur richtigen Atemtechnik bei dieser Übung.

- Atmen Sie so gleichmäßig wie möglich. Natürlich ist es mit dem Gewicht eine größere Herausforderung, gleichmäßig zu atmen, und aller Wahrscheinlichkeit nach werden Sie immer mal wieder gewisse Unterbrechungen im Atemfluss erleben. Versuchen Sie einfach, so gleichmäßig wie möglich zu atmen.

- Wenn Sie Ihren Körper anspannen müssen oder wenn Sie immer wieder unwillkürlich ins Hohlkreuz gehen, um das Gewicht beim Einatmen nach oben zu bringen, ist es vielleicht für den Anfang zu schwer. Reduzieren Sie in diesem Fall den Inhalt des Stoffbeutels und finden Sie ein Gewicht, das Sie immer noch fordert, das Sie aber mit einer harmonischen Bauchatmung ohne Anspannung des übrigen Körpers bewegen können.

Für den Anfang sind zehn bis zwölf Minuten Übungszeit genug, im Laufe der Zeit können Sie diese auf 20 Minuten ausdehnen. Machen Sie die Qi-Power-Atmung mit annähernd leerem Magen. Warmes Wasser oder Tee vorab sind gut, Sie sollten bei der Übung nicht dehydriert sein. Trinken Sie aber vorher und danach keinerlei gekühlte Getränke.

Wenn Sie Kraft für den Tag kultivieren wollen, können Sie die Qi-Power-Atmung in ein morgendliches Programm einbauen. Sehr wirksam ist eine Kombination aus ein paar Minuten Lockerung des Körpers durch Schütteln, sanfte Dehnungen oder was immer Ihnen hilft, den Körper wach zu machen. Darauf folgen die Qi-Power-Atmung und danach die Befreite Atmung im Sitzen als Meditation mit einem Zulassen der EPs.

Wenn Sie einen besonderen Bedarf an körperlicher Regeneration haben, essen Sie nicht mehr nach 17 Uhr, und machen Sie dann die Qi-Power-Atmung am Abend, unmittelbar bevor Sie schlafen gehen. Dadurch können die Regenerationsprozesse der inneren Organe mit in den Schlaf genommen werden. Die traumlose Phase des Tiefschlafs ist unsere wichtigste körpereigene Maßnahme für die Regeneration von Gewebe und Organen.

Wenn Sie über genügend Zeit verfügen und einmal besonders intensiv Lebensenergie kultivieren wollen, machen Sie die Qi-Power-Atmung ruhig zweimal täglich. Eine Qi-Power-Kur über zwei bis drei Wochen, in der Sie die Übung zweimal täglich durchführen, kann sehr wirksam sein.

Generell können Sie durch die Qi-Power-Atmung ein kraftvolles Sammelbecken an Lebensenergie in Ihrem Bauchraum formen. Dieser Kraftbereich des Körpers, in den asiatischen Traditionen *Hara* oder *unteres Dantian* genannt, ist ein wichtiges Energiezentrum, das den ganzen Körper und die Meridiane versorgt. Die Qi-Power-Atmung führt sehr oft zu spürbaren Verbesserungen in der Funktion aller Organe im Bauchraum. Oft wird berichtet, dass sich Verdauung und Wärmegefühl im Körper verbessern und generell mehr ruhige Kraft für die Herausforderungen des Lebens verfügbar ist.

# Die Löwenatmung –
# das Juwel der Befreiten Atmung

Wenn ein Löwe brüllt, bewegt er seinen Bauch auf eine paradoxe Weise: Bei der Einatmung zieht sich der Bauch zusammen, beim Brüllen, das ja mit der Ausatmung einhergeht, dehnt er sich aus. Die majestätische und gleichzeitig urwüchsige Kraft, die ein Löwe im Brüllen manifestiert, ist ein interessanter Hinweis auf die Wirkung einer Umkehrung der normalen Vorgänge beim Atmen im Bauchraum.

Im Taoismus gibt es eine Übung, die »Umkehratmung« genannt wird, bei der genau dieses Prinzip zum Einsatz kommt: Man zieht den Bauch bei der Einatmung ein und dehnt ihn bei der Ausatmung aus. Diese Übung wird in taoistischen Systemen empfohlen, wenn man besonders kraftvoll *Qi* im unteren Dantian kultivieren möchte. Wegen ihrer besonderen Effizienz wird sie normalerweise nur wenige Minuten lang am Tag geübt, was insofern bemerkenswert ist, da die taoistischen Lehren nicht zurückhaltend darin sind, Aspiranten auch stundenlange Übungen vorzugeben. Offenbar hat man in dieser langen Tradition erkannt, dass die Umkehratmung besondere Kraft mit wenig Zeitaufwand entwickelt. Um keine Verwirrung zu stiften: Die Umkehrung in der Befreiten Atmung ist ein Akt der Vorstellung und des Fühlens. Was im Taoismus als »Umkehratmung« bezeichnet wird, ist eine physische Umkehrung der Bewegung des Bauchs beim Atmen.

Wenn man diese physische Umkehrung mit der mentalen und gefühlten Umkehrung zusammenbringt, hat man bereits eine außergewöhnlich wirksame Atemtechnik, die sehr kraftvolle Energiewirkungen mit subtilen Effekten in der Auflösung von Blockaden verbindet. Nun setzen wir noch eins darauf und nutzen das Gewicht wie in der Qi-Power-Atmung und wir haben die krönende Technik der Befreiten Atmung: Die Löwenatmung, so benannt zu Ehren der Meister der Atemkraft durch Umkehrung.

Die Löwenatmung sollten sie erst praktizieren, wenn Sie mit der Qi-Power-Atmung 20 Minuten lang recht gleichmäßig und mit einem sehr guten Kraftgefühl atmen können. Mindestens drei Monate regelmäßige Praxis der Qi-Power-Atmung sind die Voraussetzung, um mit der Löwenatmung zu beginnen. Wenn Sie an diesem Punkt angelangt sind, wandeln Sie also die bisherige Qi-Power-Atmung entsprechend ab:

Legen Sie sich auf Ihre Unterlage, achten Sie auf bequemes Liegen im Nacken- und Kniebereich. Nehmen Sie Ihr Gewicht, platzieren Sie es auf dem Bauch. Nun atmen Sie tief ein, während sich Ihr Bauch *zusammenzieht*. Dann atmen Sie langsam aus, während sich Ihr Bauch *ausdehnt*. Achten Sie auf gleichmäßige Atmung ohne ruckartige Unterbrechungen, und gestalten Sie die Atemzüge so, dass Sie nicht in Atemnot geraten. Die gesamte Kraft zum Heben des Gewichts sollte wieder nur im Bauch entstehen. Gehen Sie nicht ins Hohlkreuz, wenn Sie mit dem Ausatmen das Gewicht heben. Lassen Sie den Körper mit Ausnahme des Bauchs so entspannt wie möglich.

Aufgrund ihrer besonderen Effektivität reichen bei der Löwenatmung anfangs drei Minuten aus. Nach und nach können Sie sich auf sieben Minuten steigern. Wenn Sie sieben Minuten täglich erreicht haben und sich dabei kraftvoll fühlen, können Sie auch zweimal täglich üben, besonders in Zeiten, in denen Sie mehr Zeit zur Verfügung haben und sehr wirksam Kraft tanken wollen.

# DER WEG ZUM LANGEN UND KRAFTVOLLEN ATEM

▸ Durchlaufen Sie zunächst die dreimonatige Umstellung auf die Befreite Atmung.

▸ Praktizieren Sie auch weiterhin die Befreite Atmung, sowohl als meditative Praxis in Stille wie auch im Alltag.

▸ Praktizieren Sie zusätzlich die Atmung nach Frolov für einen Zeitraum von sechs Monaten.

▸ Nach sechs Monaten wechseln Sie zur Praxis der Qi-Power-Atmung.

▸ Nach frühestens drei Monaten beginnen Sie mit der Löwen-atmung.

▸ Achten Sie währenddessen immer auf eine allgemein gesunde Ernährung und Lebensführung.

▸ Staunen Sie nach anderthalb Jahren über die Kraft Ihrer Atmung und über Ihre Lebensenergie. ∎

# 7

# Andere Atemmethoden – Potenziale, Grenzen und Nebenwirkungen

Wenn man in den Bereichen Gesundheit und Bewusstseinsentwicklung ein bestimmtes System vertritt, ist es kaum zu vermeiden, andere Ansichten und Systeme damit zu vergleichen und sie eventuell auch kritisch zu kommentieren. Ich respektiere die Ansichten der Vertreter anderer Atemmethoden, und für mich ist das Leben ohnehin so groß und unergründlich, dass ich auch meine eigenen Ansichten immer als begrenzt betrachte. Aber bei ganzheitlich und spirituell orientierten Menschen sehe ich auch eine Tendenz, Aussagen sehr unkritisch zu übernehmen. Nicht alle Atemmethoden führen zum gleichen Ziel oder nur annähernd zu ähnlichen Resultaten. Nicht alles, was einer altehrwürdigen Tradition entspringt, ist auch hilfreich für den modernen Menschen. Im Folgenden will ich kurz auf andere Methoden der Atmung eingehen, ihre positiven Aspekte würdigen, aber auch eventuelle Nachteile darstellen.

# Die Atmung spüren – der erfahrbare Atem nach Middendorf und die Kevala-Atmung

Ilse Middendorf (1910–2009) gehört sicherlich zu den am meisten geschätzten Menschen im Bereich des bewussten und heilsamen Atmens. Sie selbst wurde fast 100 Jahre alt, was als ganz gute Referenz für ihre Methode aufgefasst werden kann. Ursprünglich gab Middendorf Kurse für Sänger und Schauspieler an der Hochschule für Musik und Darstellende Kunst in Berlin. Ab 1964 stellte sie ihre Atemschulung auch in Form von Ausbildungen für die Allgemeinheit zu Verfügung.

Middendorfs Ansatz fördert besonders die individuelle Fähigkeit, den eigenen Atem in seinen Mustern und Auswirkungen wirklich zu spüren. Bewusstsein für den Atem und das Spüren der eigenen Atemrhythmen werden mit gezielter Atemschulung verbunden. Wegen dieser Synthese halte ich die Atemschulung nach Middendorf für ausgesprochen wertvoll.

Interessanterweise gibt es wesentliche Parallelen zwischen den Lehren von Ilse Middendorf und der alten Praxis der Kevala-Atmung aus der Yoga-Tradition. Während viele Richtungen der *Pranayama*-Schulung im Yoga sehr stark auf Atemkontrolle setzen, integriert die Kevala-Atmung das Prinzip des Fühlens, des natürlichen, spontanen Entstehen-Lassens des Atems. Offenbar werden auch im Bereich der Atmung bestimmte zeitlose Weisheiten immer wieder aufs Neue entdeckt.

# Atmung im Kraftsport

Trotz aller Fortschritte der sportphysiologischen Forschung besteht meiner Ansicht nach immer noch ein erhebliches Defizit in der Atemschulung für verschiedene sportliche Disziplinen. Kraftsportler praktizieren meist unbewusst eine Pressatmung bei der Bewältigung von Kraftanstrengungen im Maximalbereich. Ob es sich um besonders schwere Gerätschaften beim Turnen, zum Beispiel an den Ringen, oder um Gewichtheben handelt – ein gepresstes Halten der Atmung oder eine gepresste Ausatmung sind ganz normale Begleiterscheinungen dieser Disziplinen. Wer schon einmal im Alltag ein besonders schweres Gewicht heben wollte, wird vielleicht auch bemerkt haben, wie der Körper dabei von selbst die Atmung presst.

Für einen kurzen Moment kann man auf diese Weise auch etwas Maximalkraft gewinnen. Wendet man dies nur gelegentlich an, sind die Folgen wahrscheinlich nicht nennenswert. Doch wer regelmäßig in Kraftdisziplinen trainiert und dabei gewohnheitsmäßig Pressatmung anwendet, tut sich damit langfristig keinen Gefallen. Pressatmung belastet Lungen, Blutgefäße und Nervensystem. Mein Rat für Sportler lautet also, besser in Kraftbereichen zu trainieren, die keine Pressatmung erforderlich machen. Vielleicht erreicht man so nicht in kürzester Zeit größte Maximalkraft, aber der Kraftaufbau kann harmonisch in den Körper integriert werden – also ohne dass ein permanent überhöhter Muskeltonus entsteht oder ungesunde Atemmuster entwickelt werden.

# Atmung im Ausdauersport

Ausdauersport hat theoretisch viele positive Wirkungen auf die Gesundheit. Dennoch sind Ausdauersportler, die mit einem gewissen Ehrgeiz trainieren, auch sehr anfällig für Übertraining und die daraus resultierenden Probleme. Die taoistischen Atemlehren sprechen von einem »verzehrenden Feuer«, wenn zu intensive Belastungen eine zu intensive Atmung provozieren. Die Leistungsatmung, wie sie auf Seite 55 beschrieben worden ist, kann als Indikator dafür gewertet werden, welche Intensität im Ausdauersport angemessen ist. Anforderungen, die man mit der Leistungsatmung nicht bewältigen kann, deren Intensität also eine noch intensivere Atmung provozieren, sollten nicht zu oft auftreten.

Gut trainierte Läufer können problemlos zwei Stunden laufen, ohne in Atemnot zu geraten. Während meiner Zeit als Läufer und Triathlet bestand mein Sonntagmorgen üblicherweise aus einem Lauf über 35 Kilometer. Ein Freund begleitete mich und wir unterhielten uns die meiste Zeit sehr angeregt. Niemand kann einen 400-Meter-Lauf an der Leistungsgrenze absolvieren und sich dabei unterhalten. Interessanterweise haben Weltklasseläufer über 400 Meter oft kürzere Karrieren als die über 10 000 Meter. Die kurze, aber extrem intensive Belastung der Atmung und des Stoffwechsels in diesen Leistungsbereichen entspricht dem »verzehrenden Feuer« (»anaerob-laktazid« wäre die medizinische Übersetzung, und das bedeutet, dass die Muskulatur zu wenig Sauerstoff hat und deshalb Milchsäure zu Energie verarbeitet) und dies verbraucht körperliche Reserven sehr schnell. Die allgemeine Empfehlung für Ausdauersport lautet daher: geringe Intensität. Regelmäßigkeit und durchaus auch längeres Training bei als angenehm empfundener Intensität sind völlig in Ordnung. Weltklasseläufer im Langstreckenbereich absolvieren 80 bis 90 Prozent ihrer

Trainingskilometer in einem Bereich, der für sie nicht wirklich anstrengend ist. Hartes Lauftraining mag notwendig sein, wenn man persönliche Bestzeiten über 1500 Meter aufstellen will, aber für den Hobby- und Gesundheitsläufer sollte eine als angenehm empfundene Intensität, die problemlos mit der Leistungsatmung bewältigt werden kann, die Richtlinie sein.

# Gezielte Hyperventilation

In einigen Methoden nutzt man eine rapide Atmung, also eine gezielte Hyperventilation, um bestimmte Wirkungen zu erzielen. Im Folgenden will ich kurz auf einige dieser Methoden eingehen.

## BLASEBALGATMUNG/FEUERATMUNG IM YOGA

Die Atemtechniken des *Bhastrika* (Blasebalg) und *Kapalabhati* (leuchtender Schädel), zwei alte Techniken des *Pranayama*, der Kontrolle von Atmung und Lebensenergie im Yoga, nutzen eine schnelle Atmung, gefolgt vom Atemanhalten. Es gibt unterschiedliche Variationen, aber bei diesen Atemtechniken wird grundsätzlich eine Hyperventilation herbeigeführt. Insgesamt können solche Techniken möglicherweise positiv wirken, worauf ich noch eingehen werde. Doch Hyperventilation, ganz gleich in welche altehrwürdige Tradition sie gepackt und mit welchem Sanskrit-Namen sie benannt wird, ist eine erhebliche Provokation für den Körper und nicht ohne Gefahren. Diese sollten offen betrachtet werden, da viele Menschen dazu neigen, naiv anzunehmen, dass alles, was alt ist und aus einer exotischen Kultur stammt, auch gut ist.

Hyperventilation kann bei vielen Menschen ein momentanes Wohlbefinden auslösen. Die Frage ist nur, warum? Hyperventilation führt unweigerlich zu einer sehr starken Reduktion von Kohlendioxid im Blut, was die Sauerstoffversorgung verschlechtert. Sauerstoffarmut in den Zellen ist eine Notsituation des Körpers und eine Möglichkeit, mit Notsituationen umzugehen, ist eine erhöhte Ausschüttung von Endorphinen. Ein massiver Endorphinschub fühlt sich belebend, entspannend oder auf andere Weise angenehm an. Doch Endorphinschübe können eben auch durch Einwirkungen provoziert werden, die alles andere als gesund und heilsam sind. Meine Zweifel an diesen Hyperventilationstechniken im Yoga beziehen sich vor allem auf die geradezu mystisch anmutenden Aussagen darüber, was sie alles bewirken sollen. Oft findet man Aussagen wie: »Die Zellen werden entgiftet, die Lunge wird gereinigt, die Zellen werden mit Sauerstoff durchflutet oder die Organe werden gestärkt.« Wie sollen solche Aussagen belegt werden können? Wie soll Hyperventilation die Zellen entgiften? Was bedeutet es, dass durch diese Atmung die Lunge gereinigt wird? Sogar die Heilung von Asthma soll durch »Bhastrika«-Atmung möglich sein, was nun wirklich eine bedenkliche Aussage ist. Schnellatmung und Tiefatmung können für Asthmatiker sehr problematisch sein. Bluthochdruckpatienten können sich durch Hyperventilation ebenfalls erhebliche Probleme einhandeln.

Es gibt aber empirische und wissenschaftliche Untersuchungen, die aufzeigen, dass langfristiges Üben eines vielseitigen Programms von Yoga-Atemübungen viele positive Effekte hat, unter anderem auch den der verlangsamten Atmung. Möglicherweise können die Hyperventilationstechniken im Yoga, eingebunden in andere Atemtechniken, langfristig das Gegenteil dessen bewirken, was während der Atemübung an sich geschieht. So haben beispielsweise Sportler, die durch Training ihren Puls in die Höhe treiben, einen niedrigeren Ruhepuls als untrainierte Menschen. Vielleicht sind ähnlich wie im gezielten Einsatz in manchen kö- pertherapeutischen Praktiken die Yoga-Methoden der Hyperven- tilation manchmal geeignet, um Blockaden zu lösen, was dann zu einer harmonischeren und ruhigeren Normalatmung führt. Doch dieser Nutzen kann mit unguten Nebenwirkungen einhergehen, wenn Hyperventilationstechniken über ihr hilfreiches Maß hinaus geübt werden. Gute Yoga-Schulungen sollten individuell auf den Übenden, seine Konstitution und seine besonderen Bedürfnisse eingehen. Problematisch ist eine rigide Vorgabe von Übungspro- grammen, bei denen dazu angehalten wird, eine Übung immer weiter zu praktizieren, ob sie nun noch dienlich ist oder nicht.

## HOLOTROPES ATMEN

Die Methode des holotropen Atmens wurde von Stanislav Grof (*1931), einem Psychiater und weithin geschätzten Pionier der Er- forschung erweiterter Bewusstseinszustände, entwickelt. Der Be- griff leitet sich vom griechischen *holos* (deutsch: »ganz«) und *tre- pein* (deutsch: »sich auf etwas ausrichten«) ab. Holotropes Amten ist also von der Absicht getragen, sich auf die Ganzheit auszu- richten. Stanislav Grof unternahm ursprünglich zahlreiche Expe- rimente mit LSD, um veränderte Bewusstseinszustände und ihr Potenzial für die seelische Heilung zu erforschen. Als LSD weit- gehend verboten wurde, erinnerte er sich an die spontane Hyper- ventilation, die er manchmal bei Patienten in der Psychiatrie be- obachtet und die offenbar kurzfristig eine positive Wirkung auf diese Menschen hatte. Er begann, eine bewusst herbeigeführte Hyperventilation mit Musik, die besonders geeignet ist, tiefere Gefühle des Unbewussten zu aktivieren, Druckmassage und anderen Elementen aus körperorientierten Therapiemethoden zu kombinieren. Es bestehen Ähnlichkeiten zur Bioenergetik und dem *Rebirthing*, aber holotropes Atmen ist dennoch klar von anderen Methoden zu unterscheiden.

Oft wird holotropes Atmen eingesetzt, um den Zugang zu tief im Unbewussten verborgenen Erinnerungen zu ermöglichen. Es kann auch zu transpersonalen oder transzendenten und archetypischen Erlebnissen kommen. Die Wirksamkeit ist empirisch zweifelsfrei belegt. Warum aber führt eine Atmung, die den Körper aus physiologischer Sicht in einen eher ungesunden Notzustand führt, zu solchen inneren Öffnungen? Bei einem Mangel an Kohlendioxid im Blut reduziert sich auch die Durchblutung und Sauerstoffversorgung bestimmter Gehirnareale. In Mangelsituationen geht der Körper sehr logisch vor: Was lebenserhaltend ist, wird weiter versorgt, was für das akute Überleben nicht nötig ist, wird zuerst unterversorgt. Im Gehirn werden die Areale, die eine Filterung unserer Wahrnehmung bewirken, bei allgemeinem Sauerstoffmangel nicht mehr richtig versorgt. Die Gehirnareale dagegen, die in kognitiver Hinsicht primitiver sind und in denen viele unserer Ängste, Traumata, aber auch archetypischen Erfahrungswelten verankert sind, werden dagegen weiterhin besser versorgt. Daraus ergibt sich, dass holotropes Atmen therapeutisch wirksam sein kann, aber auch sorgsam entschieden werden muss, für wen diese Methode geeignet ist. Schwangere Frauen, Menschen mit Anämie, Asthma, Neuropathien oder Bluthochdruck sollten meiner Ansicht nach auf keinen Fall irgendeine Hyperventilationstechnik anwenden. Bei psychisch kranken oder labilen Persönlichkeiten ist eine kompetente therapeutische Einschätzung von Risiko und Nutzen wichtig.

Eine Vielzahl von Gesprächen mit Anwendern des holotropen Atmens und weitere Recherchen bestätigen meinen Eindruck, dass die zertifizierten *Holotropic Breathwork Practicioner* eine fundierte Ausbildung genossen haben und daher in der Lage sind, ihre Klienten kompetent zu beraten, und keine unrealistischen Erwartungen darüber wecken, was die Methode zu leisten vermag.

Interessanterweise haben sich diverse Therapeuten, die mit holotropem Atmen arbeiten, inzwischen auch den Erkenntnissen von Bouteyko, Strelkov und Frolov über chronische Hyperventilation geöffnet, sehen aber darin keinen Widerspruch zu ihrer Methode. Holotropes Atmen wird in zeitlich begrenzten Sitzungen durchgeführt und ist daher wahrscheinlich gut mit dem Ansatz der Befreiung von chronischer Hyperventilation vereinbar. Ich habe zahlreiche Klienten, die mit der Befreiten Atmung wertvolle Ergebnisse erzielen und weiterhin gelegentlich Sitzungen im holotropen Atmen nehmen.

## REBIRTHING

Betrachtet man nur die Atemtechnik, so weist das von Leonard Orr (*1937) entwickelte Rebirthing große Ähnlichkeit zum holotropen Amten auf. Stanislav Grof, der Begründer des holotropen Atmens, soll wesentliche Impulse für seine Methode von Leonard Orr erhalten haben. Doch meiner Meinung nach gibt es große Unterschiede im Geist, der hinter und in diesen beiden Methoden steckt. Stanislav Grof ist ein Psychiater mit einer umfassenden Schulung im wissenschaftlichen Erfassen der menschlichen Psyche sowie ihrer Pathologien und Heilungsprozesse. Rebirthing entstand im Rahmen eines offenen Experimentierens, bei dem Leonard Orr ganz persönliche Erfahrungen sehr weiträumig interpretierte. Er selbst glaubt immer noch daran, dass Rebirthing dazu beitragen kann, physische Unsterblichkeit zu erreichen. Ich bin selbst definitiv ein Freund des unkonventionellen Experimentierens und der Offenheit für das, was bekannte Horizonte übersteigt – viele geniale Errungenschaften der Menschheit waren zunächst ein Affront gegen bestehendes Wissen. Mir ist aber auch die Schattenseite dieses Vorgehens bewusst, das gerade in Verbindung mit spirituellem Gedankengut zu magischem Denken einlädt, das sich von der Realität unseres Lebens weit entfernt.

In der Praxis habe ich es immer wieder erlebt, dass Menschen in Rebirthing-Sitzungen geführt werden, ohne vorab zu ihrem Gesundheitszustand befragt zu werden. Ich selbst nahm einmal eine Serie von zehn Rebirthing-Sitzungen und die »Rebirtherin« – obwohl sie eine ausgebildete Psychotherapeutin war – fragte mich nicht nach Herz-Kreislauf-Problemen oder anderen gesundheitlichen Beeinträchtigungen, bei denen Hyperventilation gefährlich sein kann. Ähnliches habe ich von diversen anderen Rebirthing-Klienten erfahren, die zum Teil echte Probleme durch solche Sitzungen bekamen. Die angenehmen Zustände am Ende einer Sitzung werden sehr gern als Zeichen einer Trauma-Erlösung interpretiert, obwohl es sehr gut möglich ist, dass sie einfach durch eine Endorphin-Ausschüttung als Reaktion auf den extremen Sauerstoffmangel während der Sitzung entstehen. Es gibt Formen von Schock, die sich schön anfühlen, zum Beispiel so, als wäre man in Watte gepackt. Diesbezüglich habe ich bislang wenig Unterscheidungsvermögen in der Rebirthing-Szene erlebt.

Ein weiterer fragwürdiger Punkt ist die Häufigkeit, mit der »Rebirther« diese Methode nutzen. Im holotropen Atmen gibt es die Kenntnis der Nebenwirkungen des Hyperventilierens und auch aus diesem Grund wird es dosiert eingesetzt. Rebirthing wurde lange Zeit als eine Art meditative Selbsterfahrung empfohlen. Hatte man mal eine Basis von zehn begleiteten Sitzungen, wurde man durchaus dazu angeregt, Sitzungen auch allein und beliebig oft zu machen. Ich kenne »Rebirther«, die über Monate hinweg täglich in ihrer Badewanne 60 bis 90 Minuten hyperventiliert haben. Eine solche Häufigkeit ist mit großer Wahrscheinlichkeit gesundheitsschädlich und über die erhöhte Produktion freier Radikale und die Wirkungen häufiger Sauerstoffmangelzustände wird im Rebirthing nichts gesagt. Außerdem besteht hier meiner Meinung nach ein deutliches Missverhältnis zwischen dem Einsatz einer sehr kraftvollen Methode zum Verändern des Bewusstseins und der Verarbeitung sowie Integration dessen, was durch eine solche Methode ausgelöst wurde.

Nun mögen verschiedene Menschen durch unterschiedliche Methoden und Vorgehensweisen ihre Heilung finden, und wenn jemand durch eine recht brachiale Anwendung einer so kraftvollen Technik wie Rebirthing wirklich Heilung erfährt – großartig. Ich kenne diesen inneren Impuls sehr gut, Heilung in den Bereich des Machbaren durch bestimmte Methoden verlegen zu wollen. Doch aktiviertes Material ist in vielen Fällen mit dem Aktivieren allein nicht geheilt. LSD und andere psychoaktive Substanzen können, mit kompetenter Begleitung angewandt, unbewusstes Material aktivieren, welches dann aufgearbeitet werden kann. Seriöse Therapeuten, die mit solchen Substanzen arbeiten, lehnen aber ein häufiges Konsumieren von LSD und Co. ab und legen großen Wert auf die Begleitung in und nach solchen Sitzungen. Dieses Prinzip ist meiner Ansicht nach wesentlich für alle Methoden, die massiv in die Funktionen von Gehirn und Nervensystem eingreifen und unbewusstes Material an die Oberfläche befördern. Die Sichtweise der Machbarkeit im Rebirthing zeigt sich auch in der häufigen Empfehlung von Affirmationen im Zusammenhang mit Rebirthing. Affirmationen sind in sehr vielen Fällen der Versuch, mithilfe von Gedanken tiefere Wirklichkeiten des Gefühlslebens einfach wegzuprogrammieren. Zahlreiche Erkenntnisse der

Tiefenpsychologie und Neurologie zeigen auf, dass dies nicht zuverlässig funktionieren und manchmal kontraproduktiv sein kann. Wenn im tiefen Unbewussten zum Beispiel ein Mangel an Selbstwertgefühl verankert ist, werden verbale Affirmationen, wertvoll zu sein, diese Ebene nicht erreichen. Wertlosigkeit geht oft auf Traumata oder Mangel an Zuwendung in frühen Kindheitsphasen zurück, in denen ein Kind noch gar nichts mit Affirmationen hätte anfangen können. Wir können nicht auf der mentalen Ebene Probleme ausbügeln, die in einer prämentalen Lebensphase entstanden sind und durch emotional-energetische Erlebnisse verursacht wurden. Optimistisches Denken ist sehr sinnvoll, aber mechanisch wiederholte Affirmationen werden am Leben so viel ändern, wie ein mechanisch wiederholtes »Ich liebe dich« Beziehungsprobleme auflösen kann – nämlich gar nicht.

Ich habe wunderbare Menschen in Rebirthing-Kreisen getroffen und wenn jemandem diese Methode viel gibt, will ich ihn nicht davon abbringen. Ich empfehle nur, mit wachen Augen auf die Dinge zu schauen und spirituelle sowie emotionale Reifung und Heilung von magischem Denken zu befreien.

# Therapeutisches Singen

Die menschliche Stimme entsteht durch Luftströme, die an Membranen, Muskeln, Sehnen und Knochen entlangfließen und Reibung erzeugen. Eine ökonomische Atmung ist eine wichtige Voraussetzung für das Singen. Selbst taub geborene Menschen können lernen zu singen, indem sie Schall als Vibration wahrnehmen. Mit disharmonischen Atemmustern dagegen ist Singen mit guter Stimme sehr schwer.

Gesangslehrer verfügen oft über ein vielfältiges Wissen und eine besonders geschulte Wahrnehmung der menschlichen Stimme und der ihr zugrunde liegenden Atemmuster. Einige der wertvollsten Impulse in meiner Erforschung des Atems bekam ich von ehemaligen Opernsängerinnen. Atemschulungen aus dem Gesangsbereich sind meistens sehr effektiv darin, Hyperventilation zu reduzieren, Atemmuskeln zu stärken und die Lungenkapazität zu vergrößern. Außerdem liegt im Singen natürlich ein großes Potenzial, das uns hilft, Begrenzungen im Bereich des Selbstausdrucks zu begegnen und im Laufe der Zeit über sie hinauszuwachsen.

Wer eigene Atemblockaden vor allem im Zusammenhang mit der Stimme und dem Sprechen erlebt, bekommt vielleicht durch Stimm- und Gesangstraining eine besonders effektive Unterstützung.


# Lachyoga

Lachen ist gesund und kann wie kaum etwas anderes blockierte Lebensenergien wieder in Fluss bringen. In meiner Ausbildung in einem alten taoistischen System der Energiekultivierung wurde Lach-*Qigong* als wichtige Grundübung vermittelt, besonders für emotional verspannte und übermäßig ernsthafte Menschen. Mit zu großer Ernsthaftigkeit an Energieübungen heranzugehen, begrenzt sie in ihrer Wirksamkeit auf ein mechanisches Level, die tieferen Ebenen von Lebendigkeit und Bewusstsein bleiben unberührt.

Aus dem ganzen Körper heraus zu lachen, kann erhebliche Linderung bei schweren Krankheiten und chronischen Schmerzen bringen. Schon ein Lächeln spannt 27 Gesichtsmuskeln an. In Brustkorb, Schultern, Bauch und Zwerchfell sitzen oft viele

Blockaden in den Muskeln und feinstofflichen Energiebahnen, die durch herzhaftes Lachen gelöst werden können. Gezielte Lachübungen und Atemübungen, die ein verloren gegangenes ganzkörperliches Lachen wieder zugänglich machen, können ausgesprochen wertvoll sein. Unter den vielen Kursen zum Thema Atmung, die auf dem schier unendlichen Esoterik-Markt angeboten werden, habe ich bislang von Teilnehmern an Lachyoga-Kursen besonders konstant positives Feedback gehört.

## Methoden der Tiefatmung

Die unterschiedlichen Methoden der Tiefatmung sind zu zahlreich, um sie einzeln aufzulisten. Sehr bekannt sind die *Pranayama*-Methoden verschiedener Yoga-Richtungen. Generell kann man Tiefatmung mit dem Ansatz der entspannten Atemreduktion wie der Befreiten Atmung folgendermaßen vergleichen:

1. Die Methoden der entspannten Atemreduktion befreien das Nervensystem und die Lebensenergie von unökonomischen Atemmustern, regenerieren Zellen und Lungen, verbessern die Sauerstoffökonomie, entspannen den Geist in einen Zustand, in dem alle Wahrnehmungen entspannt erlebt werden können, bauen indirekt Energie durch Stärkung der Nieren, des Herzens, durch verbesserte Ökonomie der Lebensenergie auf. Diese Methoden lassen die Lebensenergie durch Entspannung und Natürlichkeit in einen effektiveren Zustand »fallen«.

2. Strukturierte (nicht zu verwechseln mit spontaner) Tiefatmung baut direkt Energie durch erhöhten Druck im Bauch- und Brust-

bereich auf, fördert eine exklusive Konzentration, die der Energielenkung dient. Sie ermöglicht eine Mobilisierung der Lebensenergie, um sie nach vorgegebenen Strukturen zu sammeln und in bestimmte Kanäle zu leiten.

Ich plädiere tendenziell für den ersten Ansatz *zu Beginn eines Atemtrainings*. Mit Tiefatmung können Sie bestimmte Wirkungen erreichen, aber schon aus rein körperlicher Sicht gibt es Nachteile, wenn Hyperventilationsmuster nie richtig aus dem Atemrhythmus beseitigt wurden. Die schlechtere Nutzung von Sauerstoff und die Erhöhung einer körpereigenen Produktion von freien Radikalen wurden bereits angesprochen.

Spontane Tiefatmungen, wie sie sich bei der Auflösung von energetischen und emotionalen Blockaden im Körper ergeben, sind völlig anders einzuordnen. In spontanen Tiefatmungen wird ein Bereich des Körpers mit neuer Lebendigkeit gefüllt und die Weisheit des Körpers bestimmt die Atmung. Strukturierte Tiefatmung bedeutet generell, dass Atemtiefe und Rhythmus vorgegeben sind, zum Beispiel indem während der Einatmung, der Atempause und dem Ausatmen gezählt wird. Wenn Atempausen vorgesehen sind, werden sie zumeist nach dem Einatmen gemacht, was natürlich viel mehr Kontrolle verlangt als das Entspannen in eine Atempause nach der Ausatmung. Mit solchen Atempausen und strukturierten tiefen Atemzügen kann ein mechanischer Druck im Bauch- und Brustbereich effektiv aufgebaut werden. Dieser Druck kann dann das visualisierte und gefühlte Sammeln oder Lenken von Energie verstärken. So wird in manchen Techniken der Tiefatmung dieser Druck eingesetzt, um Energie in den drei Hauptkanälen entlang der Wirbelsäule zu leiten, die im Sanskrit *Ida* und *Pingala* (Sonne- und Mondkanal) und *Shushumna* (Zentralkanal) heißen. Andere Techniken fokussieren Energie im

*Hara*, im Bauchraum, und sammeln sie dort. All dies kann die Lebensenergie in gewisser Weise stärken und veränderte Bewusstseinszustände hervorrufen.

Wenn solche Methoden für Sie genau passen und das bewirken, was Ihnen zutiefst gut tut – weiter so. Auf die Gefahr hin, mich zu wiederholen: Mir geht es nie darum, jemanden von einer bestimmten Methode abzubringen. Doch der gesamte Ansatz der fast ausschließlich kontrollierten Kultivierung und Lenkung von Lebensenergie hat Grenzen. Ein recht radikaler spiritueller Lehrer, der sich nicht scheute, auch altehrwürdige Traditionen infrage zu stellen, sagte einmal: »Mystik ist durch Angst motiviert«. Er meinte damit, dass die Suche nach bestimmten mystischen Erfahrungen, *Kundalini*-Ekstasen, höheren Dimensionen et cetera meistens an der Wurzel dadurch motiviert ist, dass der Ist-Zustand irgendwie als mangelhaft empfunden wird. Viele spirituelle Lehren sind in subtiler oder drastischer Weise von einer solchen Sichtweise des menschlichen Lebens durchzogen. Kontrolle über unsere Lebenskraft und unsere Körperfunktionen kann in einem bestimmten Ausmaß sicherlich förderlich sein. Wenn Kontrolle aber das Fundament einer Methode darstellt, wenn innere Kultivierung, Übungen mehrheitlich kontrollierender Natur sind – was suggeriert dies über die menschliche Natur, so wie sie gerade ist?

Wird der Atem zunächst von Hyperventilation befreit, können Tiefatemübungen auf einer anderen Grundlage erlebt werden. Die körperlichen Nebenwirkungen werden ausbleiben und es wird einen besseren Ateminstinkt geben, der uns aufzeigt, in welchem Ausmaß uns die Tiefatmung gut tut. Energetische Effekte der Tiefatmung werden nach einer Befreiung von Hyperventilation wahrscheinlich auch auf ein freieres psychologisches Fundament treffen. Entspannte Atemreduktion wie sie durch die Befreite Atmung erreicht wird, ist das *Yin*, Tiefatmung das *Yang*.

Die alte taoistische Idee davon, dass *Yin* als die Grundlage von *Yang* angesehen werden sollte, halte ich für sehr passend im Bereich der Atemübungen.

## Überhöhte Erwartungen an Atemübungen

Die folgende Geschichte ist bedauerlicherweise tatsächlich so vorgefallen: In den 90er-Jahren hielt ich mich längere Zeit in Santa Cruz im US-Bundesstaat Kalifornien auf. Santa Cruz ist ein Mekka für spirituell, gesundheitlich und ökologisch orientierte Menschen, Paradiesvögel, Institute und Lehrer. Ich traf dort einen Mann, der seit längerer Zeit sowohl buddhistische Achtsamkeitsmeditationen über den Atem wie auch holotropes Atmen praktizierte – beides Methoden, die einen großen Wert haben können. Er erzählte mir seine Geschichte in etwa so:

»Mein Vater starb vor sieben Jahren – da habe ich mich dann durchgeatmet. Meine Frau ließ sich vor fünf Jahren von mir scheiden und seitdem habe ich die Kinder nicht mehr gesehen – da habe ich mich dann durchgeatmet. Vor vier Jahren verlor ich meine Arbeit – da habe ich mich dann durchgeatmet. Ich schlafe seit zwei Jahren meistens in meinem Auto, weil ich kein Geld für Miete habe – da atme ich mich dann durch, wenn mir das was ausmacht. Kann ich mal bei dir auf der Couch schlafen?«

Dieser Mann war zugegebenermaßen ein Extremfall und die Bewohner von Santa Cruz sind im Allgemeinen etwas »speziell«, wie die Schweizer sagen würden. Aber sein Beispiel hat mir vor Augen geführt, dass auch gute, wertvolle Methoden der inneren Kultivierung nicht unbedingt dienlich sind, wenn wir übertriebene Erwartungen an sie haben und sie als Allheilmittel ansehen. Eine bekannte Meditationsmethode wurde noch vor Kurzem in einer Annonce als »die Lösung aller Probleme« angepriesen.

Eine Lösung aller Probleme gibt es nicht in der besten Methode für Atmung oder sonst wo. Es mag seltsam anmuten, dass in einem Buch wie diesem darauf überhaupt hingewiesen werden muss. Ich tue dies aus Erfahrung, weil es sich um eine sehr menschliche Schwäche handelt, die ich nur allzu gut von mir selbst kenne und bei vielen anderen gesehen habe. Hoffnung mag eine positive Kraft sein, die viel Gutes bewirkt, aber sie kann auch eine Schattenseite in sich bergen. Wenn wir übertriebene Erwartungen an eine Methode haben, an etwas, das wir machen und kontrollieren können, ist es sehr gut möglich, dass wir im Grunde den Unwägbarkeiten des menschlichen Lebens ausweichen wollen.

Ich erinnere mich an einen Vortrag eines bekannten Erfolgscoachs, dessen Methoden viele Menschen anwandten, weil sie sich finanziellen Wohlstand davon versprachen. Darin gab er Folgendes zu bedenken: »Wird viel Geld deine Probleme im Leben lösen? Auf gar keinen Fall! Aber wenigstens kannst du dann deinen Problemen mit Stil begegnen, du kannst in deiner Luxuslimousine vorfahren, um deinen Problemen zu begegnen.« In diesem Sinne möchte ich sagen: Die Befreite Atmung ist kein Allheilmittel. Wenn Sie Befreite Atmung praktizieren, werden Ihre Probleme im Leben nicht verschwinden. Aber immerhin können Sie Ihren Problemen dann mit einer gesunden, kraftvollen Atmung begegnen. Sie werden einen langen Atem haben – im konkreten und übertragenen Sinne. Sie werden ein gutes inneres Kraftzentrum in Ihrem Bauch haben, werden nicht länger Lebensenergie durch Hyperventilation verschwenden. Das sind realistische Erwartungen an eine Atemmethode. Ich wünsche Ihnen alles Gute, damit sie sich erfüllen mögen.

# Anhang

# Nützliche Internetadressen

**Mehr rohe gesättigte Fette:** Kokosmuse oder Kokosöle der Firma Dr. Görg: *www.virgin-coconut-oil.de*

**Weniger Toner in der Luft:** Eine gute Informationsquelle für die richtigen Toner-Filter finden Sie auf *www.tonerfeinstaub.de*.

**Mit dem Rauchen aufhören:** Die PowerScout-Methode von Andreas Winter wird auf *www.sofortrauchfrei.de* vorgestellt.

**Zur Frolov-Methode:** Alle wichtigen Details zu dieser Methode und dem dafür notwendigen Gerät erhalten Sie unter *www.atmosana-schule.de*.

**Grüne Smoothies als tägliche Basismahlzeit:** weitere Infos auf *www.GrüneSmoothies.de*

# Literaturhinweise

Boutenko, Victoria: *Green for Life. Grüne Smoothies nach der Boutenko-Methode.* Hans-Nietsch-Verlag, Freiburg 2009

Boutenko, Victoria: *Grüne Smoothies: lecker, gesund & schnell zubereitet.* Hans-Nietsch-Verlag, Freiburg 2010

Dittrich-Opitz, Christian: *Befreite Ernährung. Wie der Körper uns zeigt, welche Nahrung er wirklich für Gesundheit und Wohlbefinden braucht.* Hans-Nietsch-Verlag, Emmendingen 2010

Dittrich-Opitz, Christian: *Ernährung für Mensch und Erde. Grundlagen einer neuen Ethik des Essens.* Hans-Nietsch-Verlag, Freiburg 1995

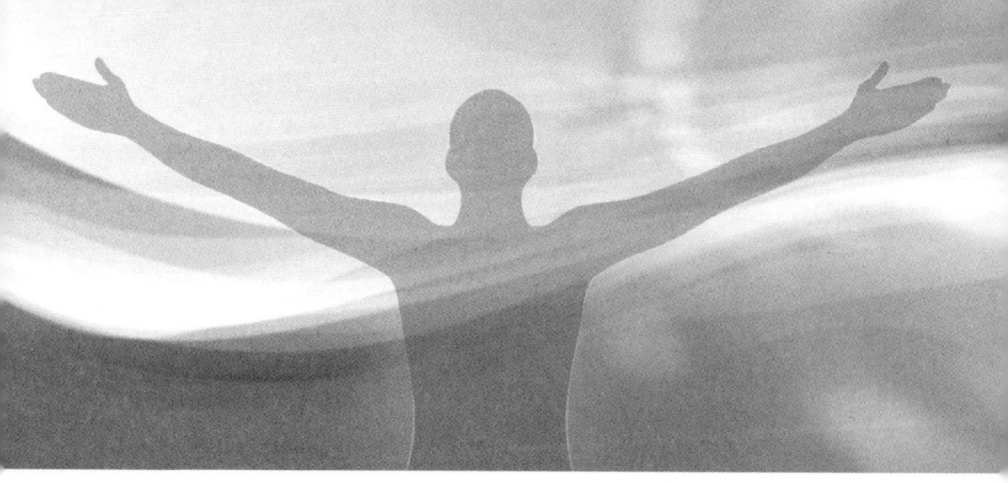

# Befreite Atmung – Die Praxis-DVD

## AUS DEM INHALT

# MITWIRKENDE

**Team**
Christian Dittrich-Opitz
Stephanie Katharina Mehring
Werner Carlos Kessler
Jonas Brandau
Nils Strüven
Anja Kerstin Lehmann
Nadja Reichardt
Astrid Schill
Svea Schildmann

**Musik**
Ulrich Gitschier
Seraphon Studio Staufen
*www.seraphon.de*

**Produktion**
True Jokx Productions
*www.truejokx.de*

**Trick-Animation**
Thomas Riek

**Postproduktion Sound**
G7 Tontechnik
*www.g7ton.de*

**Fotos**
Matthias Zahlbaum

**Medienberatung:**
Reichardt Medien
*www.reichardt-medien.de*

**Besonderer Dank**
an Rigpa – Verein für tibetischen Buddhismus e.V.
*www.rigpa.de*

Das Dharma Mati Rigpa-Zentrum Berlin hat freundlicherweise die Räumlichkeiten für die Filmaufnahmen zur Verfügung gestellt, ist jedoch nicht für die dargestellten Inhalte verantwortlich.